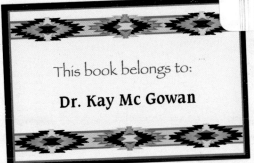

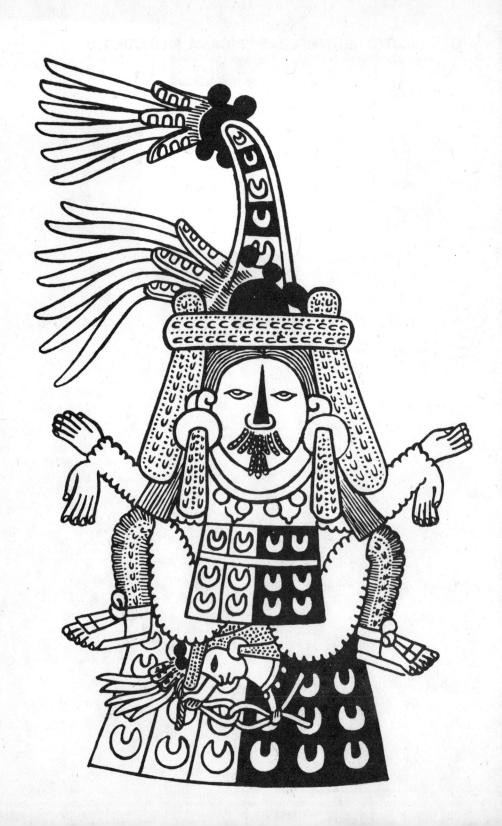

Medical practices in ancient America

Prácticas médicas en la América antigua

Miguel Guzmán Peredo

EDICIONES EUROAMERICANAS

Para Luz María y Jorge Alberto
con todo mi amor

Photos and illustrations from old American Chronics
Translated into English by Joseph Doschner
Editorial Supervisor: Nora L. Rattoni

Fotografías y dibujos de antiguas crónicas americanas
Traducción al inglés por Joseph Doschner
Edición a cargo de Nora L. Rattoni

©1985 Miguel Guzmán Peredo
Ediciones Euroamericanas
Apartado 24-434 06700 México, D.F.

INDEX

INDICE

PROLOGUE

Shortly after the Spaniards had arrived on the soil of America, they began to realize that the medical practice which they found was truly advanced, and the conquerors never ceased to be amazed. Not only among the Incas but also among the Aztecs did the knowledge of anatomy, physiology, pathology as well as the frequent and accurate use of myriads of medicinal plants evoke the highest praises of the chroniclers who gathered the most esteemed accounts of the lands recently won over for the Spanish crown.

The zealous historian of medicine, Guzman Somolinos d'Ardois, for example, tells us that the Mexican history of medicine commences with the first man who took up the pen to describe the country which he had conquered in a remarkable manner. Hernan Cortes, in his second narrative letter, dated October 1520, describes for Emperor Charles V the places where herbs are sold in the crowded market places. In addition to Cortes, there are other chroniclers (the first Spanish news correspondents in America) like Diaz del Castillo, Motolinia, Sahagun, Torquemada, Mendieta, Gomara, Cieza de

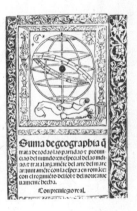

PROLOGO

Al poco tiempo de que los españoles llegaron a tierras americanas comenzaron a advertir que la práctica de la medicina se encontraba en un estado de verdadero adelanto, que no dejó de sorprender a los conquistadores. Tanto entre los incas como entre los aztecas el conocimiento de la anatomía, la fisiología y la patología, sin olvidar el frecuente y acertado empleo de infinidad de plantas medicinales, motivó los más calurosos elogios de quienes recogieron en sus crónicas la más preciada relación de los pueblos recién ganados para la corona de España.

Nos dice el acucioso historiador de la medicina, Germán Somolinos d'Ardois, que la historia médica mexicana comienza con el primer hombre que toma la pluma para describir el país que de manera tan formidable conquistara. Hernán Cortés, en su segunda Carta de Relación —fechada en octubre de 1520— le describe al emperador Carlos V los herbolarios que ha contemplado en los concurridos tianguis. Existen además, muchos cronistas (los primeros periodistas-corresponsales que tuvo España en el Continente Americano), como Díaz del

Leon, Fernandez de Oviedo, and many many others. These journalists, found not only in Mesoamerica but also in the Caribbean and the Andes, in their formidable accounts took upon themselves the task of relating the subject of American medicine, which with great impact would evoke wonder and surprise in the minds of the first Europeans who traveled through the extensive lands of America.

With respect to the Aztecs, we shall say that *Tzapotlatenan* and *Xipe* were considered the highest gods of medicine. The former is believed to be the discoverer of *oxitl*, sacred resin, utilized for numerous illnesses. The latter was the god of revenge *par excellence* since he would aim deadly thunderbolts at terrified mortals. *Tetzcatlipoca*, the creator of heaven and earth and the eternal adversary of *Quetzalcoatl*, was also held in high esteem. The former was considered to be the inexorable punisher of the vicious and the corrupt. People begged the latter for the recovery of health in cases of catarrh and rheumatism and women desperate because of their barrennes would also supplicate. The god, *Tlaltecium*, was the holy patron of sick children. He was, in fact, a kind of divine pediatrician.

Castillo, Motolinia, Sahagún, Torquemada, Mendieta, Gomara, Cieza de León, Fernández de Oviedo y tantos otros, lo mismo de Mesoamérica como de las regiones caribeñas y andinas, quienes en sus formidables relaciones se ocuparon de la materia médica americana la cual, de manera tan impactante, motivara admiración y sorpresa en los primeros europeos que recorrieron las ubérrimas tierras americanas.

Por lo que respecta a los aztecas diremos que tenían a *Tzapotlatenan* y a *Xipe* como las más altas divinidades de la medicina. A la primera se la creía descubridora de *oxitl*, la resina sagrada, tan empleada en numerosos padecimientos. *Xipe* era el dios vengativo por excelencia, aquél que dirigía los mortíferos rayos de su indignación sobre los atemorizados mortales. También se tenía en alto aprecio a *Tetzcatlípoca*, dios creador del cielo y de la tierra, y adversario sempiterno de *Quetzálcoatl*. A *Tetzcatlípoca* se le consideraba el castigador implacable de los viciosos y de los malvivientes. A *Quetzálcoatl* se le impetraba la salud perdida en casos de catarros y reumas, así como en aquellos casos en que las mujeres desesperaban por su falta de capacidad procreadora. *Tlaltecium*, era el santo patrón de los niños enfermos; una especie de divinidad pediátrica.

There also were the goddesses, *Cihuacoatl*, who according to ancient Mexicans was the first woman who procreated, the biblical Eve of the primitive inhabitants of *Tenochtitlan*, and *Xochiquetzal*, symbol of procreative force, who was the goddess of fertility and consequently of pregnant women. This deity, under other names, *Matlacueye* and *Macuilxochitl*, intervened in the period of puerperium. *Centeotl*, the goddess of the earth and of medicine, was highly revered by doctors, by surgeons, and by bloodletters, and also, according to Sahagun, by midwives and by those who applied herbs to cause abortion. This *Centeotl* was the goddess of the *temazcalli*, under the name of *Temazcaltoci*.

The art of medicine, *Ticiotl*, formed part of the functions which a father taught his children or proteges. He would take them to visit the sick to show them the cause of the illness, making them see the main symptoms and indicating to them the most convenient therapeutic technique to follow in each particular case. In this respect, it is important to point out that not a few chroniclers were quite surprised at the high level of advancement which the Aztecs had reached in the medical sciences.

Por otro lado, tenemos a las diosas: *Cihuacoatl*, que era, según los antiguos mexicanos, la primera mujer que había parido; la Eva bíblica de los primitivos pobladores de Tenochtitlan. *Xochiquetzal*, simbolizadora de la fuerza procreadora, era la diosa de la fertilidad y, por ende, de las mujeres embarazadas. Esta deidad, bajo otras advocaciones: *Matlacueye* y *Macuilxochitl*, intervenía en el puerperio.

Centeotl, diosa de la tierra y de la medicina, era adorada por los médicos, por los cirujanos, por los sangradores, y también —como anota Sahagún— por las parteras y por las que daban yerbas para abortar. Esta *Centeotl* era la diosa de los *temazcalli* bajo la advocación de *Temazcaltoci*.

El arte de la medicina, o *Ticiotl*, entraba en la categoría de los oficios que el padre enseñaba a sus hijos o protegidos; mostrábales a los enfermos; indicábales la causa del padecimiento; hacíales ver los síntomas principales y exponíales la conducta terapeútica más conveniente a seguir en cada caso particular. Al respecto conviene señalar que no pocos cronistas quedaron muy sorprendidos por el notable grado de adelanto que en las ciencias médicas habían alcanzado los aztecas.

Es por lo anterior, que no podemos menos que transcribir

Because of this we cannot but set down with some suspicion that which is affirmed by Cervantes de Salazar in his *Chronicle of New Spain*. He begins writing, "Of all the physicians and surgeons existing among the Indians. most were superstitious sorcerers who took no account either of the constitution of bodies or the quality of food, so much so that if one asked them about the power of herbs and powders which were used to cure and the time of their application, they would not know and would only answer that their ancestors had cured in that manner. In answering in this way, they think that they have accomplished not a little. The result of all this is that the patient submitting to such cures runs a great risk, and if by chance he is cured, it is by pure luck. · These doctors, in the case of falls, usually strip the patient and rub his flesh; they make him lie face downwards and step on his back. I have seen this myself, and I have heard patients say that they felt better."

After describing the Aztec physicians as great sorcerers, Cervantes de Salazar ends by saying, "The pity of it is that there are even Spanish men and women who believe them and are manipulated to serve their needs and evil."

con leve desconfianza lo asentado por Cervantes de Salazar en su *Crónica de la Nueva España*. "De los médicos y cirujanos" —empieza diciendo ese autor— "que entre los indios había, los más hechiceros y supersticiosos; y todos no tenían cuenta con la complexión de los cuerpos ni calidad de los manjares, tanto que si a los que hoy se les pregunta la virtud de las yerbas y polvos con que curan, y en qué tiempo se han de aplicar, no lo saben, y sólo responden que sus padres curaban así, y en responder esto piensan que no han hecho poco. De manera que el que cura con ellos corre gran riesgo, y si sana es por mucha ventura. Tienen por costumbre estos médicos: en las caídas desnudar al paciente y frotarle las carnes y estirarle los miembros y vuelto de bruces pisarle las espaldas; y esto ví y oí decir que se sentían mejor". Después de describir a los médicos aztecas como muy grandes hechiceros, termina diciendo Cervantes de Salazar: "La lástima es que no falten españoles y españolas que los crean y se ayuden de ellos en sus necesidades y maldades".

Entre los aztecas el oficio de curanderos —en la mejor aceptación de esta palabra— tenía varias divisiones: el *Tlama-tepatiticitl*, era el internatista de hoy; aquel que curaba con medi-

Among the Aztecs the office of healer —in the best sense of the word— had several divisions: 1) *tlana-tepati-ticitl*, who was the intern of today and cured with medicines which were digested or applied on the skin and 2) *texoxotla-ticitl*, the surgeon, was the name used to designate bloodletters. (We see in Tenochtitlan as well as in different European countries that there were in force the same social differences among those who practiced medicine. The one of the highest category was the doctor, properly so called; he was followed by the surgeon; then, came the bloodletter, an office fulfilled in Europe by barbers and phlebotomists.) Finally, as far as Mexico before the arrival of Cortes is concerned and not necesarily in the order of lesser importance, came the *papiani-papamacani*, who was the herbalist, who after having traveled through the thickest parts of jungles, wild valleys, and craggy places, returned to the city with his load of medicinal plants which he would soon use to cure many illnesses.

For Bernadino de Sahagun, Mexican doctors "had great knowledge of vegetables; moreover, they knew how to perform bloodletting and to reduce dislocated bones and fractures. They made incisions. They healed sores and the gout.

cina ingeridas o aplicadas sobre la piel. El *Texoxotla-ticitl* era el cirujano. El *Tezoctezoani* era el nombre que servía para designar a los sangradores. (Vemos con esto que en Tenochtitlan, al igual que en diversos países europeos, existían vigentes las mismas diferencias sociales primeras entre aquellos que practicaban la medicina. El de más categoría era el médico propiamente dicho; luego seguíale el cirujano, y por último venía el sangrador, oficio éste desempeñado en Europa por los barberos y flebotomianos). Finalmente, y por lo que al México precortesiano respecta, y no necesariamente en orden de menor importancia, venía el *papiani-panamacani*, que era el herbolario, quien después de haber recorrido los lugares más intrincados de las selvas, los valles más agrestes, los parajes más abruptos, tornaba a las ciudades con su cargamento de plantas medicinales, que luego emplearía en la curación de muchas enfermedades.

Para Bernardino de Sahagún los médicos mexicanos "tenían grandes conocimientos de los vegetales, sabían sangrar, sobaban, reducían las luxaciones y fracturas, sajaban y curaban las llagas, la gota, y en las oftalmías cortaban las carnosidades". Es indudable que los antiguos médicos tenían grandes conoci-

They cut the fleshy excrescence in cases of *ophtalmia* (inflamation of the eyes)."

Indubitably ancient doctors had vast anatomical knowledge. To confirm this opinion, we merely have to examine some sculptures which have representations of human crania and other anatomical pieces. Thanks to their practice of quartering, they came to know more each day about the different kinds of articulation of the human body. *Acolli* was the articulation of the shoulder, *moliztli* was the articulation of the elbow, *maquechtli* was the articulation of the wrist, and *tlanquaitl* was the articulation of the knee. They were also familiar with the main details of the cardiac viscera. In the Ramírez codex, a manuscript of the 16th century, entitled *Narration of the Origin of the Indians who Inhabit New Spain, according to their Histories,* we read the following: "The high priest carried in his hand a large, very sharp, and wide knife made of flint."

The sacrificers would take the prisoner who was to be sacrificed to the gods; two holding his feet and two holding his hands, they would throw him on his back on top of a great sharply pointed rock, where the fifth minister would attach a

mientos de índole anatómica. Para confirmar esta opinión no tenemos más que admirar algunas esculturas en las que hay representaciones de cráneos humanos u otras piezas anatómicas.

Merced a sus prácticas de descuartizamientos vinieron a saber, más cada día, de las diversas articulaciones del cuerpo humano. *Acolli* era la articulación del hombro; *Moliztli* la del codo; *Maquechtli* la de la muñeca y *Tlanquaitl* la de la rodilla. Supieron, también, los principales detalles de la víscera cardíaca: el corazón, ya que en sus sacrificios humanos tenían por costumbre arrancarles el órgano vital a sus víctimas. En el *Códice Ramírez,* manuscrito del siglo XVI intitulado *Relación del Origen de los Indios que habitan esta Nueva España, según sus historias,* leemos lo siguiente: "El supremo sacerdote traía en la mano un gran cuchillo de pedernal muy agudo y ancho. Los sacrificadores tomaban al prisionero que iba a ser inmolado a los dioses, uno de un pie y otro del otro, uno de una mano y otro de la otra, lo echaban de espaldas encima de una gran piedra puntiaguda, donde el quinto de estos ministros le echaba el collar a la garganta, y el supremo sacerdote le abría el pecho con aquel agudo cuchillo con una presteza extraña,

collar to his neck and the high priest with rare celerity would open his chest with the sharp knife, pulling out the heart with his hands, and salivating, he would offer the heart to god," notes Duran.

Doctor Fernando Ocaranza, in his extraordinary book, *The History of Medicine in Mexico*, shows that for Mexican physicians each part of the human body had its special name. The head was *totzontecan*; the thorax was *elpantli*, and in this way, each part of the organism received a determined name. The tongue was *nenepilli*, and the skin was *cuatl*. The internal organs did not escape their notice; thus, the lungs were called *tochichi*, the stomach, *totlatlalizan*, and the spleen, *elcomalli*. Thus procedes the list of Nahuatl words which were used by Aztec doctors to express every anatomical detail.

Since it would be verbose to continue, let these examples suffice.

Within the limits of the age in which they were destined to live and flourish, those physicians had more than elementary concepts of the different organic functions. They knew, for example, of the circulation of the blood. They even became

arrancándole el corazón con las manos, y así babeando —como anota el P. Durán— lo ofrecían al dios".

El doctor Fernando Ocaranza, en su extraordinario libro *Historia de la Medicina en México*, señala que para los médicos mexicanos cada parte del cuerpo humano tenía su nombre especial.

La cabeza era *Totzontecan*; el tórax era *Elpantli*, y así sucesivamente, cada segmento orgánico recibía un nombre determinado. La lengua era *Nenepilli*, la piel era *Cuatl*, no escaparon a su observación los órganos internos, y así tenemos que los pulmones eran los *Tochichi*; el estómago, *Totlatlalizan* y el bazo *Elcomalli*. Continuar adelante con la lista de las palabras nahuas de las cuales los médicos aztecas se servían para expresar cualquier detalle anatómico corporal sería, en verdad, bastante prolijo. Baste por ello, con las antes expuestas.

Dentro de las limitaciones de la época en que tocóles vivir y florecer, aquellos médicos tenían ideas más que elementales de diversas funciones orgánicas. Supieron de la circulación de la sangre; llegaron a percatarse del choque de la punta del corazón, y le llamaron *Tetecuicaliztli*. El pulso radial era

aware of the throbbing at the tip of the heart; this they called *tetecuicaliztli*. The radial pulse was called *tlahuatl*. Sickness, in general, was called *cocolli*. The word *zahuatl* was the name given to smallpox, and *tepitonzahuatl* was the name given to measles (small leprosy).

Beyond the shadow of a doubt, one of the most disastrous epidemics for the Mexicans was smallpox, brought to Mexico by a Negro who came along with the army of Pánfilo de Narvaez, who came to put the Extremenian, Hernan Cortes, in order. Fray Juan de Torquemada refers to the incident in this way: "While the Indians were occupied (combatting the invaders) at the beginning of 1520, the pestilence of smallpox, measles, and blisters erupted with such force that a great number of people in New Spain died. It all began in the province of Chalco and lasted 60 days. Among the dead were many Mexicans of King Cuytlahuatzin, who, having just been elected, reigned no more than 40 days. Many other important people died along with old soldiers and valient men who protected the people in the event of war. This pestilence was a sharp blow for these people but a good omen for us since by means of this a great part of the Indian population perished."

Tlahuatl. Llegaron a tener ideas más o menos precisas de las causas de un gran número de enfermedades. Supieron de los contagios o *Temauhcocoliztli*, y de las epidemias, *Temoxtli*. A la enfermedad en general la llamaron *Cocolli*, y empleaban la palabra *Zahuatl* para designar una erupción en la piel.

Y así tenemos que el *Hueyzahuatl* era el nombre que se daba a la viruela, y *Tepitonzahuatl* la designación del sarampión (pequeña lepra).

Sin duda alguna, una de las epidemias más desastrosas para los mexicas fue la de las viruelas, traída a México por un negro venido en el ejército de Pánfilo de Narváez, cuando éste trató de someter al orden al conquistador extremeño Hernán Cortés.

Fray Juan de Torquemada refiere así el hecho: "Estando los Indios en estas ocupaciones (peleando contra los invasores), en el principio del año de mil quinientos y veinte, comenzó la Pestilencia de las viruelas, Sarampión y Vejigas, tan fuertemente que murió gran suma, y cantidad de Gente en toda esta Nueva España. Esta pestilencia comenzó en la provincia de Chalco, y duró sesenta días. De esta enfermedad fueron muertos entre los Mexicanos el Rei Cuytlahuatzin, que poco

Motolinia assures us about this particular detail, that the epidemic, which was also called *teozahuatl* (divine pimple) destroyed half of the population of Mexico. Fray Gerónimo de Mendieta says that the pestilence left no healthy corner untouched in New Spain. At the height of the epidemic, the Aztecs, following their ancient customs, bathed together, the healthy and the ill, causing thereby a greater contagion of the epidemic.

Truly, the therapeutic arsenal at the disposal of the Aztec doctors was quite ample; it consisted principally of vegetal substances applied in sundry forms. Use was also made of mineral substances like lime, *tenextle*, sulphur, *tlaquiquiztlalli*, and others.

Francisco Javier Clavijero, one of the most famous historians of Mexico, wrote the following about this matter: "Mexican physicians made use of infusions, cooked things, poultices, ointments, and oil, all of which was sold on the market as Cortes and Bernal Diaz, as eyewitnesses confirm."

Hernan Cortes describes the market at Tlatelolco in this way: "This city has another grand plaza about twice the size of the city of Salamanca, with portals all around; daily more than

avian elegido el cual no reinó más de quarenta días, y murieron otros muchos principales, y otros Soldados viejos y Valientes Hombres, en quienes ellos tenían Muro y Amparo para el hecho de Guerra; que fue esta Pestilencia un mal agüero para estas Gentes, y buen anuncio para los Nuestros, que con ella murió la mayor parte de los Indios".

A este particular Motolinia asegura que esta epidemia, a la que también se le dio el nombre de *Teozahuatl* (grano divino), arrebató a la mitad de los habitantes de México. Fray Gerónimo de Mendieta dice que la peste no dejó rincón sano en toda esta Nueva España, pues en plena epidemia, los aztecas, siguiendo sus arcáicas costumbres, se bañaban juntos, los sanos y los enfermos, motivando con esto una mayor difusión de la epidemia.

Amplísimo en verdad era el arsenal terapéutico de que disponían los médicos aztecas, y que estaba condicionado, principalmente, al empleo de sustancias vegetales, que eran administradas bajo diferentes formas. También hacían uso de sustancias minerales, tales como el agua de cal: *tenextle*; el azufre *tlaquiquiztlalli* etc.

Francisco Javier Clavijero, uno de los historiadores más re-

60,000 souls buy and sell there, and there are all kinds of merchandise which can be found all over the world. There are also provisions of victuals, jewelery made of gold and silver, lead, copper, tin, stones, bones, snailshells, and feathers. Lime and cut stones as well as uncut stones, rabbits, hares, deer, and small castrated dogs raised for food are sold. There is a street of herbshops where there are every kind of root and medicinal herb which can be found on earth. There are houses like pharmacies where prepared medicine, potable medicine, ointments, and poultices are sold. There are also barbershops where heads are washed and shaved."

Bernal Diaz del Castillo, historian *par excellence*, confident in his prodigious memory, decades after the great events had taken place, also wrote about his impressions of the market at Tlatelolco. He says, "As there are so many details to relate, we would never finish if we mentioned them all. Among these things are paper, which is called *amatl*, internodes of perfume, liquid amber, tobacco, other yellow ointments, and things of this sort which were readily sold in the porticos of the plaza where herbs and other articles could also be found."

Cooked things, macerated things, dry powder, oil, etc. were

nombrados de México, escribió al respecto: "Servíanse los médicos megicanos de infusiones, de cocciones, emplastos, ünguentos y aceites, y de todas estas cosas se vendían en el mercado como refiere Cortés y Bernal Díaz, testigos oculares".

Hernán Cortés describe así al tianguis de Tlatelolco:

"Tiene esta ciudad otra plaza tan grande como dos veces la ciudad de Salamanca, toda cercada de portales alrededor, donde hay cotidianamente arriba de sesenta mil ánimas comprando y vendiendo; donde hay todos los géneros de mercaderías que en todas las tierras se hallan, así de mantenimientos como de vituallas, joyas de oro y plata, de plomo, de latón, de cobre, de estaño, de piedras, de huesos, de conchas de caracoles y de plumas. Véndese cal, piedra labrada y por labrar. Venden conejos, liebres, venados y perros pequeños, que crían para comer, castrados. Hay calle de herbolarios, donde hay todas las raíces y hierbas medicinales que en la tierra se hallan. Hay casas como de boticarios, donde se venden las medicinas hechas, así potables como ungüentos y emplastos. Hay casas como de barberos donde lavan y rapan las cabezas".

Por su parte, el cronista por excelencia, Bernal Díaz del Castillo, fiado a su prodigiosa memoria escribió, varios lustros des-

the most common forms of administering vegetal medicaments which the Europeans greatly admired and which the ancient Mexicans used to employ as laxatives, emetics, antiemetics, diuretic and sudorific drugs, *ocitocico* abortifacients, parasiticides, antidiarrhea remedies, etc.

Surgery among the Mexicans achieved a high degree of development, perhaps because of the continual wars in which they were intensely engaged with their territorial neighbors. Aztec physicians excelled in what we can call traumatic medicine. Bloodletters were also quite dexterous, and in this respect, Clavijero notes the following: "It was very common among the   Mexicans and other people of Anahuac to have recourse to bloodletting, which their doctors performed with skill and assurance, using *itztli* lancets. Country folk practiced bloodletting with the sharp ends of the maguey plant. They needed no help from specialists, nor did they have to stop working. In place of bloodsuckers, the quills of the American porcupine, which have a hole at the tip, were used. With regard to surgery among the Mexicans, the Spanish conquerors themselves assure us from their own experience that wounds were cured with promptness and ease.

pués de haber tenido lugar los acontecimientos, sus impresiones del mercado de Tlatelolco: "Porque es para no acabar tan presto de contar por menudo todas las cosas, sino qué papel que en esta tierra llaman amatl, y unos cañutos de olores, liquidámbar, llenos de tabaco, y otros ungüentos amarillos y cosas de este arte, vendían por sí e vendían mucha grana debajo de los portales que estaban en aquella plaza. Había muchos herbolarios y mercaderías".

Cocimientos, maceraciones, polvos secos y aceites etc., eran la forma más común de administrar los medicamentos vegetales que tanto admiraron los europeos, y que los antiguos mexicanos empleaban como purgantes, eméticos, antieméticos, diuréticos, sudoríficos, ocitócicos, abortivos, parasiticidas, antidiarréicos, etc.

La cirugía entre los mexicanos alcanzó gran desarrollo, debido quizá a las continuas acciones bélicas en las que frecuentemente estaban enfrascados con sus vecinos territoriales. Los doctores aztecas descollaron en lo que podemos llamar medicina traumatológica.

Muy diestros eran también los sangradores, y al respecto anota Clavijero lo siguiente: "Era muy común entre los megicanos, y

Cortes himself was completely cured of serious wounds which he received in the famous battle of Otompan or Otumba, and this cure was due to physicians from Tlascala." Doctors endeavored to treat face wounds with such care that no pronounced scars would remain. Sahagún tells us that Doctors endeavored to treat face wounds with such care that no pronounced scars would remain. Sahagún tells us that "cuts and wounds on the nose after an accident had to be treated by suturing with hair from the head and by applying to the stitches and the wound white honey and salt. After this, if the nose fell off or if the treatment was a failure, an artificial nose took the place of the real one. Wounds on the lips had to be sutured with hair from the head, and afterwards melted juice from the maguey plant, called *meulli*, was poured on the wound; if, however, after the cure, an ugly blemish remained, an incision had to be made and the wound had to be burned and sutured again with hair and treated with melted *meulli*."

In this book we have collected 34 accounts of 15 authors whose contribution to the history of medicine in Ancient America is of great value as it constitutes a magnificent spring to drink

otros pueblos de Anáhuac, el uso de la sangría, que sus médicos egecutaban con destreza y seguridad, sirviéndose de lancetas de itztli. La gente del campo se sacaba sangre con puntas de maguei, sin valerse de otra persona, y sin abandonar el trabajo en que se emplean. En lugar de sanguijuelás se servían de los dardos del puercoespín americano, que tienen un agujero en la punta. En cuanto a la cirujía de los megicanos, los mismos conquistadores españoles aseguran, por su propia experiencia, la prontitud y la facilidad con que curaban las heridas. El mismo Cortés fue perfectamente curado por los médicos tlascalenses de una grave herida que recibió en la famosa batalla de Otompan u Otumba."

Las heridas recibidas en la cara, procuraban tratarlas cuidadosamente para que no quedasen cicatrices muy marcadas. Sahagún nos dice que "la cortadura y heridas de las narices, habiéndose derribado por alguna desgracia, se ha de curar cosiendo con un cabello de la cabeza, y poner encima de los puntos y herida miel blanca con sal; y después de esto si se cayeran las narices, y si no hubiera aprovechado la cura, las pondrá postizas de otra cosa. Las heridas de los labios se han de coser con un cabello de la cabeza y después derretir un poco

from in search of full knowledge of the medical sciences in
the 16th century which undertakes the fusion and close con-
nection of the autochthonous cultures with that of the con-
queror, which resulted from that violent clash of metal
against clay and which heralded the commencement of a
new culture and a new race.

We are aware of the fact that there exist many more volumes
in which abundant important documents concerning the history of medicine can be found like those which make up this
book. Let the material here gathered stand, as it presents
extremely absorbing aspects of prehispanic medical sciences,
which have never failed to arouse fascination with our brilliant
historic past.

de zumo de maguei que llaman meulli, y echarla en la herida;
y si después de sano quedare alguna señal fea, para cerrarla se
ha de sajar y quemarse, y tornarse a coser con un cabello de la
cabeza, y echar encima ulli derretido".

En este libro hemos recogido treinta y cuatro relatos de quince
autores, cuya aportación a la historia de la medicina en la
antigua América es de un gran valor, pues constituye magnífi-
co venero para abrevar en busca de un cabal conocimiento de
las ciencias médicas en el siglo dieciséis que conociera de la
fusión y el maridaje de las culturas autóctonas con la conquis-
tadora, en aquel choque violento del metal contra el barro,
que significó el comienzo de una nueva cultura y de una nueva
raza.

Sabemos que hay muchos volúmenes más en los cuales poder
encontrar documentos en extremo importantes, como los que
dan forma a este libro, acerca de la historia de la medicina.
Quede, por ahora, el material aquí reunido, que nos presenta
aspectos muy interesantes de las ciencias médicas prehispáni-
cas, que tanto interés han despertado siempre en los estudiosos
de nuestro brillante pasado histórico.

Miguel Guzmán Peredo.

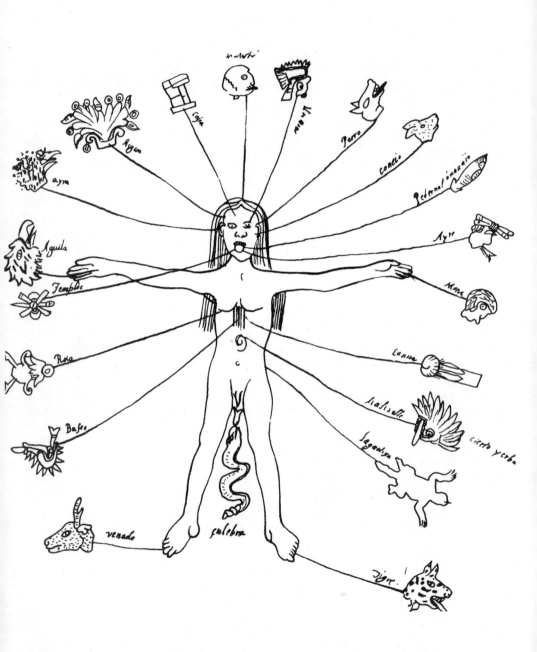

SOURCES

JOSE DE COSTA
Natural and Moral History of the Indies

FRANZ BLOM
The Life of the Mayas

FRANCISCO CERVANTES DE SALAZAR
Chronicle of New Spain

PEDRO CIEZA DE LEON
The Chronicle of Perú

THE RAMIREZ CODEX
Manuscript to the 16th century entitled *Narration of the Origin of the Indians Dwelling in New Spain According to Their Histories*

FUENTES DE CONSULTA

JOSE DE ACOSTA
Historia Natural y Moral de las Indias. Fondo de Cultura Económica. México, 1940.

FRANZ BLOM
La vida de los Mayas. Biblioteca Enciclopédica Popular. Secretaría de Educación Pública. México, 1944.

FRANCISCO CERVANTES DE SALAZAR
Crónica de Nueva España. Talleres Gráficos del Museo de Arqueología, Historia y Etnografía. México, 1936.

PEDRO CIEZA DE LEON
La Crónica del Perú. Espasa-Calpe, S.A. Madrid, 1941.

CODICE RAMIREZ
Manuscrito del siglo XVI intitulado: Relación del Origen de los Indios que habitan esta Nueva España, según sus historias. Editorial Leyenda. México, 1944.

FRANCISCO JAVIER CLAVIJERO
Ancient History of México

FRANCES ERSKINE INGLIS
Life in México

GONZALO FERNANDEZ DE OVIEDO Y VALDEZ
General and Natural History of the Indies

FRANCISCO HERNANDEZ
Ancient Times in New Spain

ALEXANDER VON HUMBOLDT
Political Essay on the Realm of New Spain

FRANCISCO LOPEZ DE GOMARA
General History of the Indies

PAUL MARCOY
Travels Through the Valleys of Cichona

FRANCISCO JAVIER CLAVIJERO
Historia Antigua de México. R. Ackerman, Strand. México, 1826.

FRANCES ERSKINE INGLIS
La vida en México. Libro-Mex Editores. México, 1958.

GONZALO FERNANDEZ DE OVIEDO Y VALDEZ
Historia General y Natural de las Indias. Editorial Guaraní. Asunción del Paraguay, 1944.

FRANCISCO HERNANDEZ
Antigüedades de la Nueva España. Editorial Pedro Robredo. México, 1945.

ALEJANDRO DE HUMBOLDT
Ensayo Político sobre el Reino de la Nueva España. Imprenta de Núñez. Madrid, 1818.

FRANCISCO LOPEZ DE GOMARA
Historia General de las Indias. Espasa-Calpe, S.A. Madrid, 1922.

RICARDO PALMA
Peruvian Traditions

MANUEL QUEVEDO BAEZ
History of Medicine and Surgery in Puerto Rico

FRAY BERNADINO DE SAHAGUN
General History of Things of New Spain

PAUL MARCOY

Viaje por los Valles de la Quina. Espasa-Calpe, S.A. Buenos Aires, 1943.

RICARDO PALMA

Tradiciones Peruanas. Patronato del Libro Peruano. Lima, 1957.

MANUEL QUEVEDO BAEZ

Historia de la Medicina y Cirugía de Puerto Rico. Asociación Médica de Puerto Rico. San Juan, 1946.

FRAY BERNARDINO DE SAHAGUN

Historia General de las Cosas de Nueva España. Editorial Pedro Robredo. México, 1948.

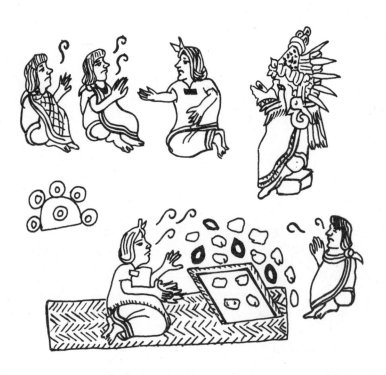

I. Liquid Amber and Other Oils and Drugs Brought from the Indies

In the order of importance, after balsam, liquid amber is greatly esteemed. It is another liquid which is also aromatic, medicinal, and thick, and which solidifies and becomes paste, of a warm constitution and of fragrant odor, and which is applied to wounds and other necessities. I refer to doctors, especially to Doctor Monardes, who, in the first part of his book, wrote of this liquid and many other kinds of medicine from the Indies.

Liquid amber comes also from New Spain, which is without doubt abundant in these gums, liquids, and tree juices. Consequently, there are copious sources for diverse materials for perfumes and medicines, such as resin, which is found in great quantities, copal and white copal, which is another kind, storax and incense, which also has excellent effects and a beautiful odor for perfume making. Tacamahac and caranna are also medicinal. Fir oil, also brought from those parts, is

JOSE DE ACOSTA

1. Del liquidambar y otros aceites y drogas que se traen de Indias.

Después del bálsamo tiene estima el liquidámbar; es otro licor, también oloroso y medicinal, más espeso en sí y que se viene a cuajar y hacer pasta; de complexión cálida, de buen perfume y que le aplican a heridas y otras necesidades, en que me remito a los médicos, especialmente al doctor Monardes, que en la primera parte escribió de este licor y de muchos otros medicinales que vienen de Indias.

Viene también el liquidámbar de la Nueva España, y es, sin duda, aventajada aquella provincia en estas gomas y licores, o jugos de árboles, y así tienen copia para diversas materias para perfumes y para medicinas, como es el anime, que viene en grande cantidad; el copal y el suchicopal, que es otro género, como de estoraque e incienso, que también tiene excelentes operaciones y muy lindo olor para sahumerios. También de *Tacamahana* y la Caraña, que son muy medicinales. El aceite que llaman de abeto, también de allá lo traen, y médicos y

greatly use by doctors and painters, the former for poultices and the latter for varnish. The drumstick tree, which grows amply in Hispaniola, is used for medicinal purposes. It is a large tree and bears fruit in the form of stalks with pulp. The ship which brought me from Santo Domingo carried 48 quintals of drumstick wood.

Sarsaparrilla[1] is not less known as a cure for thousands of ailments. On the same ship 50 quintals were brought from the same island. There is an abundance of sarsaparilla in Peru and in the regions of Guayaquil, below the Equator. Many people go there for cures, and, in their opinion, the ordinary water which they drink is healthful[2] since it is placed into contact with these roots above mentioned. By the way, against the effect of perspiring it is not necessary to wear special covering, such as blankets.

The wood from *guayacan*,[3] also called *Lignum Vitae* (holy wood) or wood from the Indies, grows extensively in those islands. It is as heavy as iron and sinks in water. The same fleet brought so many pieces (120,000) that we could barely set sail. Red Brazilian wood is famous for the construction of huts and other uses. Thirty-four quintals arrived on the same

pintores aprovechan asaz de él; los unos para sus emplastos y los otros para barniz de sus imágenes. Para medicina también se trae la cañafístula, la cual se da copiosamente en la Española, y es un árbol grande y echa por fruta aquellas cañas con su pulpa.

Trajéronse en la flota que yo vine, de Santo Domingo, cuarenta y ocho quintales de cañafístula.

La zarzaparrilla [1] no es menos conocida para mil achaques; vinieron cincuenta quintales en la dicha flota de la misma isla. En el Perú hay de esta zarzaparrilla mucha; y muy excelente en la tierra de Guayaquil, que está debajo de Línea. Allí se van muchos a curar, y es opinión que las mismas aguas simples que beben les causan salud, [2] por pasar copia de estas raíces, como está arriba dicho; con lo cual se junta que para sudar en aquella tierra no son menester muchas frazadas y ropa.

El palo de *Guayacán*, [3] que por otro nombre dicen el Palo Santo o Palo de las Indias, se da en abundancia en las mismas islas, y es tan pesado como hierro, y luego se hunde en el agua; de éste trajo la flota dicha veinte y cien mil, si hubiera salida de tanto palo. Del Palo del Brasil, que es tan colorado y encendido, y tan conocido y usado para hutes y otros provechos,

voyage from the same island. There are so many other kinds of aromatic wood, gum, oil, and drugs in the Indies that it is not possible to mention them all, nor is it necessary. Let me just say that in the time of the kings of the Incas of Cuzco and the kings of Mexico there were many great men who treated sickness with simple[4] medicines and performed exceptional cures with their knowledge of the diverse powers and properties of herbs, roots, and plants growing there which are totally unknown in Europe.

Among these simple things there are myriads of laxatives such as the Mechoacan root, Puna pine nuts, guanaco preserves, fig oil, and hundred other things which, when properly and opportunely applied, are not any less effective than those which come from the East. He who has read what Monardes has written in the first two parts of his book realizes that he also has a profuse treatment of tobacco, which has been used successfully against poison. Tobacco is a small tree, quite common but specially gifted. There is also mention of *contryerva* and other plants. The creator of all things so ordered creation in his wisdom that he did not wish anything to be without use in the world. Knowing this and knowing how to

---

vinieron ciento treinta y cuatro quintales de la misma isla en la misma flota. Otros innumerables palos aromáticos y gomas y aceites y drogas hay en Indias que ni es posible referirlas todas, ni importa el presente; sólo diré que en tiempo de los reyes Incas del Cuzco y los reyes mexicanos, hubo muchos grandes hombres de curar con simples [4] y hacían curas aventajadas, por tener conocimientos de diversas virtudes y propiedades de hierbas y raíces y palos y plantas, que allá se dan, de que ninguna noticia tuvieron los antiguos de Europa.

Y para purgar hay mil cosas de estas simples, como raíz de Mechoacán, piñones de la Puna y conserva de Guánuco y aceite de Higuerilla y otras cien cosas que, bien aplicadas y a tiempo, no las tienen por de menos eficiacia que las drogas que vienen de Oriente. Como podrá entender el que leyera lo que Monardes ha escrito en la primera y segunda parte, el cual también trata largamente del tabaco, del cual han hecho notables experiencias contra veneno. Es el tabaco un arbolillo, planta asaz común pero de raras virtudes; también en la que llaman contrayerba, y en otras diversas plantas, porque el Autor de todo repartió sus virtudes como él fue servido y no quiso que naciese cosa ociosa en el mundo; más al conocello el hombre y saber

make use of this knowledge, man proclaims another of God's gifts.

Doctor Francisco Hernandez also wrote a famous work on this matter or medicinal plants and liquids from the Indies.

He had a special comission from his majesty to paint all the plants in their natural form from the Indies, which, according to popular opinion number more than 1200. It is affirmed that this work cost more than 60,000 ducats.

He had a special commission from his majesty to paint all the plants in their natural form from the Indies, which, according to popular opinion number more than 1200. It is affirmed that this work cost more than 60,000 ducats. Doctor Nardo Antonio, an Italian doctor, attracted by this study, produced a digest. I would recommend these sources to those who want to go deeper into the subject of plants from the Indies, especially in the medical field.

usar de ello como conviene, éste es otro don soberano que concede el Criador a quien le sirve.

De esta materia de plantas de Indias y licores y otras cosas medicinales, hizo una insigne obra el doctor Francisco Hernández, por especial comisión de su majestad haciendo pintar al natural todas las plantas de Indias, que, según dicen, pasan de mil y doscientas, y afirman haber costado esta obra más de sesenta mil ducados. De la cual hizo uno como extracto el doctor Nardo Antonio, médico italiano, con gran curiosidad. A los dichos libros y obras remito al que más por menudo y perfección quisiera saber de plantas de Indias, mayormente para efectos de medicina.

1. In Chapter 54 of the work, *The Peruvian Chronicle*, the historian, Pedro de Cieza de León, makes ample mention of an herb which es called *sarsaparilla*, whose roots, "are useful for many illnesses, especially for buboes."

2. In the same historical treatise we read that "great cures took place in the town of Guayaquil and many people who arrived with internal ailments and rotting bodies were cured by merely drinking the water of these sarsaparilla roots."

3. Gonzalo Hernandez de Oviedo y Valdez, in his *Natural History of the Indies*, mentions this vegetable in many places commonly used by native physicians.

4. With simple medicines, herbs, plants, roots, and fruit.

1.- En el capítulo LIV de la obra *LA CRONICA DEL PERU*, el historiador Pedro de Cieza de León hace amplia mención de una hierba a la que llaman *zarzaparrilla*, y sus raíces "son provechosas para muchas enfermedades, y más para el mal de bubas".

2.- En el mismo tratado histórico leemos: "Verdaderamente se han hecho grandes curas en este pueblo de Guayaquil. Y muchos que traían las asaduras dañadas y los cuerpos podridos, con solamente beber el agua destas raíces (de zarzaparrilla) quedaron sanos".

3.- Gonzalo Hernández de Oviedo y Valdez en su *Natural Historia de las Indias* hace amplia referencia a este vegetal comúnmente empleado por los médicos indígenas.

4.- Con simples medicamentos, con yerbas y plantas, raíces y frutos.

II. Anointment Used by Mexican Sorcerers

God, in the old dispensation, ordered the manner in which Aaron and the other priests were to be consecrated. The law of the gospel also mentions holy chrism and anointment, which is used when Christian priests are ordained. The old law also indicated a certain fragrant substance whose use God prohibited except for divine cult. The devil has wanted to change all this to fit in with his own schemes, and, as usual, he devises things so perverse and shameful that they themselves reveal their author.

The priests of idols in Mexico were anointed in the following manner: They anointed themselves from head to foot and all over their hair. They bathed themselves with this ointment. In their hair they formed braids which looked like the mane of horses. The braids were tied together in a special way, and, with the passage of time, their hair grew so long that it reached the backs of their knees and the weight that their heads had to bear was so great that it gave them great difficulty since they never cut it or trimmed it up to the moment of their death or until they retired as old men or were placed in

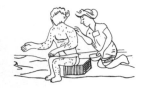

II. De la uncion que usaban los hechiceros mejicanos.

En la ley antigua ordenó Dios el modo con que se había de consagrar Aarón y los otros sacerdotes, y en la ley evangélica también tenemos el santo crisma y unción, de que usamos cuando nos consagran sacerdotes de Cristo. También había en la ley antigua cierta composición olorosa, que mandaba Dios que no se usase, sino sólo para el culto divino. Todo esto ha querido el demonio en su modo remedar, pero como él suele, inventando cosas tan asquerosas y sucias, que ellas mismas dicen cuál es su autor.

Los sacerdotes de los ídolos en Méjico se ungían en esta forma: Untábanse de pies a cabeza, y el cabello todo; y de esta unción que ellos se ponían mojada, venían a criarse en el cabello unas como trenzas, que parecían crines de caballo, encrisnejadas; y con el largo tiempo crecíales tanto el cabello, que les venía a dar en las corvas, y era tanto el peso que en la cabeza traían, que pasaban grandísimo trabajo, porque no lo cortaban o cercenaban hasta que morían, o hasta que ya muy viejos los jubilaban, o ponían en cargos de regimientos u otros oficios honrosos en la República.[1] Traían éstos las cabelleras trenzadas en

Tlahcuilol Tomazqtl. Tlanextiquauitl. Xococquia Tepapaquiltiqua
qua uitl. Ill H. uitl.

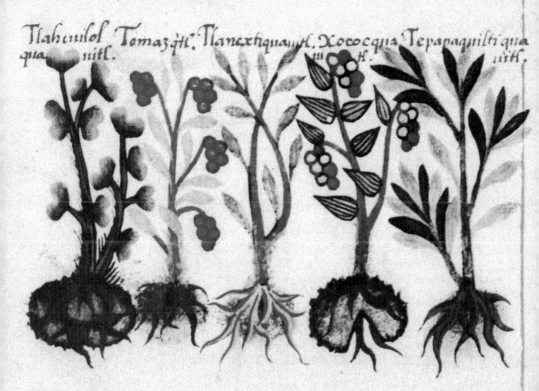

Temahuiz= quauhhuitzih= Eloxochitl. Yzquixo= quezalylin
tihquauitl. tzilxochitl. chitl.

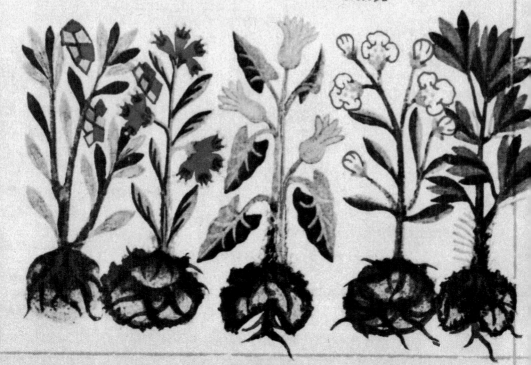

other honorary positions in the republic.[1] These braids were covered with cotton braids six fingers in width.

The smoke which produced soot was ordinarily made by a torch since ancient custom, greatly revered, had always dictated this particular offering to their gods. The priests were always anointed with this soot from head to foot. They looked burned. This was their ordinary anointment except when they were going to offer sacrifice and burn incense in the forests on mountain tops and in dark dreadful[2] caves where their idols were kept. On these occasions a different ointment was used. These ceremonies took place to expel fear and to instill courage. This ointment was made of various insects, such as spiders, scorpions, and snakes, all poisonous. School boys would collect them and they were so dexterous that they were able to collect a great number when the priests asked for them. Their special occupation was to search for these bugs, and if they were doing something else and by chance they came upon an insect, they would immediately set out to trap it. These Indians were not afraid of these poisonous insects. They would even deal with them as if they were not poisonous since they had been brought up in this work.

una trenza de algodón de seis dedos de ancho. El humo con el que tiznaban era ordinario, de tea, porque desde sus antigüedades fue siempre ofrenda particular de sus dioses, y por esto muy tenido y reverenciado. Estaban con esta tinta siempre untados de los pies a cabeza, que parecían negros muy atezados y esta era su ordinaria unción, excepto cuando iban a sacrificar y a encender incienso en las espesuras y cumbres de los montes y a las cuevas oscuras y temerosas,(2) donde tenían sus ídolos, usaban de otra unción diferente, haciendo ciertas ceremonias para perder el temor y cobrar grande ánimo. Esta unción era hecha de diversas sabandijas ponzoñosas como de arañas, alacranes, víboras, etc. Las cuales recogían los muchachos de los colegios, y eran tan diestros, que tenían muchas juntas en cantidad, para cuando los sacerdotes las pedían. Su particular cuidado era andar a caza de estas sabandijas, y, si yendo a otra cosa acaso topaban alguna, allí ponían el cuidado en cazarla, como si en ello les fuese la vida. Por cuya causa de ordinario no tenían temor estos indios de estas sabandijas ponzoñosas, tratándolas como si no lo fueran, por haberse criado todos en este ejercicio.

Para hacer el ungüento de éstas, tomábanlas todas juntas y

To prepare the ointment from these bugs, the priests would put them all together and burn them in the brazier of the altar until they became ashes, which then were placed together with tobacco (which is an herb used by de people to relax their bodies and to make them not feel tired) into mortars. The ashes were mixed with this herb which produced weakness. Into the mixture of this herb and ash were thrown scorpions, live spiders, and centipedes which, when mixed together, were kneaded. Then ground seed called *ololuchqui* was added. *Ololuchqui* is drunk by the Indians to have visions, but its effect deprives them of reason. These seeds were ground with hairy worms whose hair has poison. All of this was mixed with soot and placed in small pots and set before their gods. This was said to be the food for the gods and was thus called divine food.

With this anointment, men became sorcerers who saw and spoke to the devil. Anointed with this oil, the priests lost all fear and became cruel. In this way they killed during sacrifices and did so with great courage. At night they would go alone to the mountains and dark caves, and scorning the beasts there, they were certain that tigers, lions, wolves, sna-

quemándolas en el brasero del templo que estaba delante del altar, hasta que quedaban hechas ceniza. La cual echaban en los morteros con mucho tabaco (que es una yerba de que esta gente usa para amortiguar la carne y no sentir el trabajo); con esto revolvían aquellas cenizas, que les hacía perder la fuerza; echaban juntamente con esta yerba y ceniza algunos alacranes y arañas vivas y cientopiés, y allí lo revolvían y amasaban, y después de todo esto le echaban una semilla molida que llaman *ololuchqui,* que toman los indios bebida para ver visiones cuyo efecto es privar de juicio. Molían asimismo con estas cenizas gusanos negros y peludos, que sólo el pelo tiene ponzoña. Todo esto junto amasaban con tizne y, echándolo en unas olletas, poníanlo delante de sus dioses, diciendo que aquélla era su comida y así llamaban comida divina.

Con esta unción se volvían brujos y veían y hablaban al demonio. Embijados los sacerdotes con aquesta masa, perdían todo temor, cobrando un espíritu de crueldad, y así mataban los hombres en los sacrificios con grandes osadías, y iban de noche solos a los montes y cuevas oscuras y temerosas, menospreciando las fieras, teniendo por muy averiguado que los leones, tigres, lobos, serpientes, y otras fieras que en los montes se

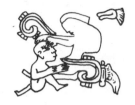

kes, and other beasts which inhabit those regions would run away, frightened by their bitumen, and even though they did not flee because of this bitumen, they certainly would run away, frightened by the appearance of the devil into whose aspect the priests had been transformed.

This bitumen was also used to cure the sick and children. For this reason, it was called divine medicine. People, therefore, came from all parts to see the priests as if they had been saviors[3] so that they could give them the divine medicine and anoint the ailing parts of their bodies.

It is affirmed that this medicine produced notable relief. This must have happened because tobacco and *ololuchqui* have power to relax the body *per se*; these effects were even greater when these two herbs were mixed with all kinds of poisonous things. As pain was relieved, the people thought that these cures were miracles. They had recourse to these priests as if they had saints. These priests cheated and deceived these ignorant people by persuading them to use their medicine and participate in their diabolic ceremonies. Their authority was so great that everything they said was taken as an article of faith.

crían, huirían de ellos por virtud de aquel betún de Dios; y aunque no huyesen del betún, huirían de ver un retrato del demonio en que iban transformados. También servía este betún para curar los enfermos y niños, por lo cual llamaban todos medicina divina, y así acudían de todas partes a las dignidades y sacerdotes como a Saludadores,[3] para que les aplicasen la medicina divina, y ellos le untaban con ellas las partes enfermas.

Y afirman que sentían con ella notable alivio, y debía esto de ser porque el tabaco y el ololuchqui tiene gran virtud de amortiguar las carnes; esto sólo por sí, cuanto más con tanto género de ponzoñas, y como les amortiguaba el dolor, parecíales efecto de sanidad y virtud divina, acudiendo a estos sacerdotes como a hombres santos, los cuales traían engañados y embaucados a los ignorantes, persuadiéndoles cuanto querían, haciéndoles acudir a sus medicinas y ceremonias diabólicas, porque tenían tanta autoridad que bastaba decirles ellos cualquier cosa, para tenerla por artículo de fe.

1. According to the Jesuit, Acosta, the form of government of Tenochtitlan was practically republican, and with respect to this in another chapter of his *Natural and Moral History of the Indies*, he writes, "The first characteristic of the gobernment of the Mexicans that strikes one is the inviolable order they had to elect the king. Ordinarilly they elected young men as kings. None could ascend the throne by inheritance or succession; they could only be nominated and elected."

2. At present, cowards are called fearful; they are those who have fear. The term "Fearful" is not applied to one who causes or provokes fear, such as is the case of the following example from the words of Ruben Darío, who, in his poem, "The Wolf's Motives", speaks of a "rough and fierce *fearfly* beast which kills and plunders."

3. A quack doctor: witch doctor. In the work *El Lazarillo de Tormes*, it says, "He ate like a wolf and drank more than a quack doctor."

1.- Para el jesuíta Acosta, el sistema de gobierno de Tenochtitlán era casi republicano, y al respecto anota en otro capítulo de su *Historia Natural y Moral de las Indias:* "Lo primero que parece haber sido muy político el gobierno de los mejicanos es en el orden que tenían y guardaban inviolablemente de elegir rey. Ordinariamente elegían mancebos para reyes, ninguno tuvo por herencia y sucesión el reino sino por legítimo nombramiento y elección".

2.- Actualmente se llama temeroso al cobarde, al que tiene temor; ya no se aplica tal calificativo al que infunde o provoca temor. Rubén Darío nos habla de "un rudo y torvo animal/bestia *temerosa*, de sangre y de robo".

3.- Saludador: curandero. En el Lazarillo de Tormes se lee "comía como lobo y bebía más que un saludador".

III. Conception and Growth of Children

Father Jimenez tells us that Indian women *quiche* of Mayan nations would go to the springs to pray for a child, and when they were about to give birth, "they would have recourse to socceresses, who would make them believe their lies by putting under their beds an idol of the devil called *Ixchel*, who was the god of childbirth," according to Landa.

They would cut the umbilical cord of the child with a knife made of obsidian, and they would spread the blood on an ear of corn, which they would sow; if it grew well until the child would be able to sow it himself, then he would have a long, healthy life.

Some Mayan groups had the custom of deforming the heads of their children. The head of the child was placed between two boards tied together in such a way that the head would acquire strange shapes as it grew. Pride was taken in being cross-eyed. Mayan mothers caused this in their children by hanging

III. Germinación y Desarrollo del Niño

El Padre Jiménez nos dice que las mujeres de los indios quiché, nación maya, iban a los manantiales para rezar por un hijo, y que cuando las mayas de Yucatán estaban para dar a luz, "acudían a las hechiceras, las cuales les hacían creer de sus mentiras y les ponían debajo de la cama un ídolo de un demonio, llamado *Ixchel*, que decían era el dios de hacer las criaturas", según Landa.

Cortaban con un cuchillo de obsidiana el ombligo del niño y con la sangre untaban una mazorca de maíz. Sembraban este maíz, y si crecía bien hasta que el niño pudiera sembrarlo él mismo, entonces tendría larga y saludable vida.

En algunas naciones mayas era costumbre deformar las cabezas a los niños. La colocaban entre dos tablillas, amarrándoselas de manera que las cabezas adquirían extrañas formas cuando crecían. Tenían por gala ser bizcos, la cual hacían por arte las madres, colgándoles del pelo un pegotillo que les llegara al medio de las cejas desde niños.

an object from their hair, which reached the space between their eyebrows.

In addition to this, the incisive teeth (incisors) were sharpened, and at times pieces of jade or pyrite were inlayed; moreover, the ears were painted red or the ears were pierced.

Once children were born, they were bathed at once, and inmediately after undergoing the torment of having their foreheads and heads flattened, they were taken to the priest, who could predict their fate and tell what position they would have in life and give them different names until they were baptized. Mothers would go into the *zumpuliche*, a steambath or *temascal*, a remedy always employed by women who have just given birth or by sick women.

When children reach their third or fourth birthday, they are baptized according to the ceremonies already described. Fathers give special care to boys, rearing them from the very beginning inmale customs, and mothers teach their daughters female obligations. When the children can scarcely stand up on their little legs, they are taken to the field to learn how to help their fathers. They learn about birds and plants; they learn to be careful of ants and poisonous snakes. When the

Además, se afilaban los dientes incisivos, y a veces incrustaban en ellos pedazos de jade o pirita; se pintaban de rojo las orejas o narices horadadas.

Nacidos los niños, los bañaban luego, y cuando ya los habían quitado del tormento de llanarles las frentes y cabezas, iban con ellos al sacerdote para que los viese el hado y dijese el oficio que habían de tener, y pusiese él nombres diferentes hasta que se bautizaban. La madre se metía en el *zumpul che*, baño de vapor o *temascal*, usado siempre por las mujeres recién paridas o enfermas.

Cuando cumplen los tres o cuatro años, los niños son bautizados según las ceremonias ya descritas. Los padres ponen cuidado especial en los hijos varones, educándoles desde muy niños en las cosas de los hombres, y las mujeres enseñan a las hijas las obligaciones femeninas. Apenas los hijos pueden mantenerse en las pequeñas piernas cuando ya los llevan al campo para aprender a ayudar a su padre. Aprenden acerca de los pájaros y de las plantas; aprenden a guardarse de las hormigas y de las culebras venenosas; y cuando están mayorcitos, aprenden a adorar a los dioses de las sementeras y de la caza.

Toda educación era una domesticación, ya que cada niño

children are older, they are taught to worship the gods of
sowing and hunting.

Education was a kind of domestication since children would
learn the basic things to be able to accomodate to their daily
environment. Only the children of the nobles or of the priests
would be admitted to the priests' schools, where they would
learn the higher sciences of Mayan culture. They would learn
to read and to write the Mayan hieroglyphics; they would
learn how to rule like rulers of nations whether small or
great; they would learn to officiate as priests in ceremonies;
they would learn how to command troops in war. Their
system was quite similar to the European organization during
the Middle Ages, when only the privileged class was admitted
to the closed circle of knowledge.

The children grew up and reached puberty. It was now time
to choose a partner, but indeed the courtship of the Mayan
young man was hardly romantic. First, he would approach
his father, telling him that he wanted to marry a certain girl.
The father would look for the venerable matchmaker of the
place, who would talk to the girl's father. If the young suitor
was acceptable, a price for the girl was agreed on according

aprendía lo necesario para hacer frente a la vida diaria. Sólo
los hijos de noble o de sacerdote eran admitidos en las escuelas
de los sacerdotes, donde aprendían las ciencias superiores de la
cultura maya. Aprendían a leer y escribir los jeroglíficos
mayas; aprendían a gobernar, como gobernantes de un pueblo, ya grande ya pequeño; aprendían a oficiar como sacerdotes en las ceremonias; o aprendían a mandar las tropas en la
guerra. El sistema era muy parecido al sistema europeo de la
Edad Media, donde sólo la clase privilegiada era admitida al
círculo cerrado de la sabiduría.

Los niños crecían y llegaba la pubertad. Era tiempo de elegir
compañera, pero ¡ay!, no era nada romántica la manera en
que lo hacía el joven maya. Primero iba a su padre diciéndole
que deseaba casarse con cierta muchacha. El padre buscaba
un viejo casamentero del pueblo, que entonces hablaba al
padre de la joven. Si el galán era aceptable, se acordaba un
precio sobre la mujer, según su posición social, su belleza y lo
que pudiera pagar el mancebo. Padre e hijo eran admitidos en
casa de la novia, y cada vez que se veían los jóvenes, había que
halagar al padre de la muchacha con regalos.

En el diccionario de Motul de la lengua maya encontramos la

to her social position, her beauty, and the economic possibilities of the boy. Both father and son were admitted to the girl's home, and each time that the young couple met there, the girl's father had to be given gifts.

In the Motul dictionary of the Mayan language, the word *tza* is found; it means "the man who asks for the hand of another's daughter for his son by offering gifts of precious beads and stones."

Father Jimenez tells us that the Mayan man of the altiplano "pays for the woman with a bow and two arrows, lives with her in his father-in-law's house, and later takes her wherever he wants. Before the year is out, he can leave her, but after a year passes, he cannot."

Cogulludo adds that "according to custom among the natives, the husband of a woman who did not have any children had the right to sell her unless the father agreed to pay back the price the husband had originally paid."

The reason behind all this was the desire to have children and the idea that the childless woman did not produce wealth.

palabra tza, que significa "hombre que pide la hija de otro para esposa de su hijo, llevando regalos de cuentas y piedras de valor"; y el padre Jiménez nos dice que los mayas de la altiplanicie "compran la mujer por un arco y dos flechas y está con ella un año en casa de su suegro y después llévala a donde quiere; antes que se acabe el año la puede dejar, pero después no".

Cogulludo añade que "también era costumbre entre aquellos indígenas que si una mujer no tenía hijos, el marido podía venderla, a menos que el padre consintiese en devolver el precio que aquél hubiese pagado".

La razón de todo era el deseo de tener prole, y la idea de que la mujer que no tenía hijos no conducía a la riqueza.

IV. Physicians and Soccerers

The great part of the Indian physicians and surgeons were superstitious soccerers who took no account either of the condition of bodies or of the quality of nourishment. They are so inept that if one asked them today about the power of herbs and powders used to cure or about the time of their application, they would not know the answer but would merely respond by saying that their ancestors cured in that way. By answering thus, they think that they have done not a little; consequently, patients run a great risk by going to see these men, for if they are cured, luck had a great part to play in the process. There have always been charlatans who in some of their treatments, to gain a good reputation, make the patient who, for example, has a toothache believe that they will extract a worm which is a causing the pain; by cleaning the patient's molars with cotton, he discovers the worm. In this way, with such miserable bumpkins the doctors gain fame and fortune

FRANCISCO CERVANTES DE SALAZAR

IV. De los medicos y hechiceros

De los médicos y cirujanos que entre los yndios auia, los más eran hechizeros y supersticiosos; y todos no tenían quenta con la complesion de los cuerpos ni calidad de los manares, tanto que si a los que oy les preguntan la virtud de las yeruas y poluos con que curan, y en que tiempo se an de aplicar, no lo saben, y solo responden que sus padres curauan así, y en responder esto no piensan que an hecho poco; de manera qu'el que se cura con ellos corre gran riesgo, y si sanan es por mucha ventura. Y era, y son muchos d' ellos, tan embaydores en algunas de sus curas, que así para ganar como para ser tenidos por médicos, hazen entender al que tiene dolor de muelas, que le sacarán vn gusano que le causa el dolor; y para esto entre algodón lleuan metido vn gusanillo, y limpiando las muelas del paciente con el algodón, descubre el gusano, y así con los miserables nescios ganan crédito y hazienda, dexándolos con su dolor como antes. Ay otros que afirman que sacan espinas del corazón, haziendo otros embustes como el dicho; avnque la

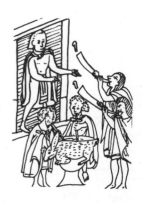

but leave the patient as afflicted as before. Others claim that they remove thorns from the heart, perpetrating a deception similar to that mentioned above. However, experience has taught the Indians that the illness of the spleen can be cured by inserting a long thin needle through the side of the spleen to drain off the liquid causing the illness. Those with knowledge cure principally with beverages which they call *patles*, which are extremely dangerous since they can snuff out life in an instant. With these beverages pregnant women abort, and doctors say that this remedy helps at the moment of parturition. They are also familiar with some butterflies which are so poisonous that by imbibing them once they are made powder, one is killed immediately, and if the powder taken is from the same butterflies but younger, one is killed in ten days; if the butterflies are very small and newly born, they little by little take away the life of a person who imbibes the powder.

These doctors also have the custom, in the case of falls, of stripping the patient, rubbing his body, stretching his limbs, and turning him over to step on his back.

I saw this myself and heard the patient say that he felt better.

experiencia a enseñado auer yndios qu' el mal del baso curan metiendo vna aguja mas larga que de ensalmar pero muy delgada, por el lado del baso desaguando por allí la enfermedad. Lo principal con que curan los que saben hazer algo es con breuajes que ellos llaman *patles*, los cuales son tan peligrosos las más veces que quitan presto la vida: con estos beuedizos hazen a las mugeres echar las criapturas, y a las que están de parto dizen que las ayudan. Conoscen vnas mariposas tan venenosas que, dándolas a beber hechas poluos, matan luego, y si los poluos son de las mismas mariposas más pequeñas matan en diez días: y si son de las muy chicas y muy nueuas, consumen y acaban la vida al que las toma poco a poco. Tienen por costumbre estos médicos: en las caídas desnudar al paciente y flotarles las carnes; y estirarle los miembros y buelto de bruces pisarle las espaldas: y esto vi yo, e oy dezir al enfermo que se sentía mejor. Ay entre estos médicos tan grandes hechizeros, que dizen que darán yeruas con que se reconcilien a los que se aborrecen, y oluiden todo rencor d' estos por arte del demonio, que de otra arte no puede ser, se bueluen muchos en figuras de diuersos animales, como de tigre o de león; y es así: que dando vna cuchillada a vn león que entró

There are great queacks among these doctors who prescribe herbs to recocile people with their enemies and to make them forget their rancor by art of the devil, since it is not due to any other art. Many soccerers are transformed into figures of different kinds of animals like the lion or tiger. Once a Spaniard stabbed a lion which was going to carry off a boy. The next day the same Spaniard found an Indian soccerer wounded in the same place where he had wounded the lion. Many Spaniards claimed to have seen this. Each believes what seems best to him, and the devil can deceive many. There are

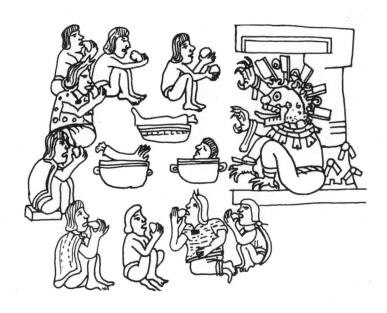

entre vnos yndios aleuar vn muchacho, otro día el español que le hirió halló vn yndio, que era el hechizero, herido en la misma parte donde auía herido al león. Esto afirman muchos españoles auerlo visto: cada vno crea lo que le paresciere, qu' el demonio muchos engaños puede hazer. Ay entre estos hechizeros médicos, algunos que hazen parescer lo perdido, y dezir quien lo hurtó; y dan auiso del qu' está muy lexos: si le va bien de salud o no.

Solían también estos médicos hechizeros, aora fuesen hombres aora fuesen mugeres, para ver si el enfermo auía de sanar o

quack doctors who make that which was lost appear again and reveal the person who hid it. They even relate news about people who are far away, e.g., if they are well or ill.

These socceers and withches, to predict whether a patient would recover or die, would place an idol called *Quetzalcoatl*, which means the plumed serpent, before him. They would then sit down on a straw mat placed on a blanket and, like dice players, would throw twenty grains of corn on the ground; if the grains separated and left open spaces, the socceerers would predict that the patient would die; if, however, the grains made a pile, he would live and the illness he suffered from was caused by withcraft.

All this was possible because the devil teaches his wiles to his followers, among whom are these socceers so that they can deceive others. The worst of all is that even Spanish men and women believe this and are used to serve the socceers' needs and wickedness. They are not aware of the fact that they are acting against as man himself is cannot and should not be cured except by natural means such as medicine.

morir, ponían delante d' él vn ydolo que llamauan Quetzalcoatl, que quiere dezir "culebra emplumada", y ellos, sentados en vn petate sobre vna manta, echauan como quien juega a los dados veinte granos de maíz, y si se apartauan y hazían compo pronosticauan qu' el enfermo auía de morir: y si cayan vnos sobre otros, que bibiría y que aquella emfermedad le auía venido por sometico.

Todo esto pueden azer porqu' el diablo, cuyos ellos son, se lo enseña, para engañar a otros: la lástima es que no faltan españolas ni españoles que lo crean y se ayuden d' ellos en sus nescesidades y maldades; no entienden que van contra la fe que rescibieron en el baptismo, y que las enfermedades, como son naturales en los hombres, no se pueden ni deuen curar sino con medicinas naturales".

PEDRO CIEZA LEON

V. HOW IN OTHER PARTS OF THE INDIES NATURAL THINGS ARE USED. HERBS OR ROOTS ARE KEPT IN THE MOUTH. THE PRECIOUS HERB, COCA, WHICH IS CULTIVATED IN MANY REGIONS OF THIS REALM.

Everywhere I have traveled throughout the Indies, I have observed that the native Indians show great delight in keeping roots, branches, or herbs in their mouths. For example, in the district of Antioch some persons are accustomed to keeping small pieces of coca in their mouths, and in the provinces of Arma, other kinds, and in the provinces of Quimbaya and Ancerma, middle-sized young green trees. When the Indians are tired, they cut sticks and put them between their teeth. In the towns which are subject to the city of Cali and Popayan small pieces of coca are kept in the Indians mouths. From small squash they extract a kind of mixture or concoction. Once extracted, it is prepared and put into their mouths and moved from one side of the mouth to the other. The Indians do the same with earth containing lime. In all parts of Peru,

PEDRO CIEZA DE LEON

V. COMO EN TODAS LAS MAS DE LAS INDIAS USARON LOS NATURALES DELLAS TRAER HIERBAS O RAICES EN LA BOCA, Y DE LA PRECIADA HIERBA LLAMADA COCA, QUE SE CRÍA EN MUCHAS PARTES DESTE REINO.

Por todas las partes de las Indias que yo he andado he notado que los indios naturales muestran gran deleitación en traer en las bocas raíces, ramos o hierbas. Y así en la comarca de la ciudad de Antiocha algunos usan traer de coca menuda, y en las provincias de Arma, de otras hierbas; en las que Quimbaya y Ancerma, de unos árboles medianos, tiernos y que siempre están muy verdes, cortan unos palotes, con los cuales se dan por los dientes sin se cansar. En los más pueblos de los que están subjetos a la ciudad de Cali y Popayán traen por las bocas de la coca menuda ya dicha, y de unos pequeños calabazos sacan cierta mixtura o confección que ellos hacen, y puesto en la boca, lo traen por ella, haciendo lo mismo de cierta tierra que es a manera de cal. En el Perú en todo él se usó y usa traer esta coca en la boca, y desde la mañana hasta que se van

people keep coca in their mouths all day long, from sunrise to sunset. When some Indians are asked why they chew that herb, which is not eaten but merely held by the teeth, they reply that they feel the pangs of hunger less and they find themselves in a state of vigor and strength.[1] I believe that there must be something behind all this, but to me it looks like a vicious habit and proper to the kind of people that the Indians are. In the Andes from Guamanga to the village of Plata, coca is grown. It grows into small trees which are cultivated and watered so that they will bear leaves called coca, which look like *arrayán*. These are dried in the sun and placed in long baskets, one of which weighed a little more than an arroba and was so valuable in Peru in 1548, 1549, and 1551 that it is unthinkable that in the world there have been herbs or roots or fruit which grow and produce perennially as this tree does except for spices, which is a different matter since they have such a high price because of the harvests in those years. Most came from Cuzco, La Paz, the village of Plata at different prices: 80,000 pesos, 60,000, 40,000, 20,000 —sometimes high, sometimes low— for this product. The foreman in charge of the Indians would give preference to the

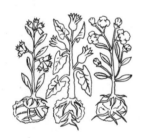

a dormir la traen, sin la echar della. Preguntando a algunos indios por qué causa traen siempre ocupada la boca con aquesta hierba (la cual no comen ni hacen más de traerla en los dientes), dicen que sienten poco la hambre y que se hallan en gran vigor y fuerza, creo yo que algo lo debe causar, aunque más me paresce una costumbre aviciada y conveniente para semejante gente que estos indios son. En los Andes, desde Guamanga hasta la villa de Plata, se siembra esta coca, la cual da árboles pequeños y los labran y regalan mucho para que den la hoja que llaman coca, que es a manera de arrayán, y sécanla al sol, y después la ponen en unos cestos largos y angostos, que terná unos de ellos poco más de una arroba, y fué tan preciada esta coca o hierba en el Perú el año de 1548, 49 y 51, que no hay para pensar que en el mundo haya habido hierba ni raíz ni cosa criada de árbol que críe y produzca cada año como ésta, fuera la especiería, que es cosa diferente, se estimase tanto, porque valieron los repartimientos en estos años, digo, los más del Cuzco, la ciudad de la Paz, la villa de Plata, a ochenta mil pesos de renta, y a sesenta, y a cuarenta, y a veinte, y a más y a menos, todo por esta cosa. Y al que le daban encomienda de indios luego ponía por principal los ces-

baskets of coca leaf gathered. He was the one responsible for the herb from Trujillo. This coca leaf was taken for sale to the miners of Potosi. So much was given for the production of these trees and the harvest of their leaves that the value has decreased; however, coca will never cease being esteemed. Some people in Spain became rich by selling or trading or obtaining this leaf in the Indian markets.

The native Americans chewed coca leaves as the West African Negroes chewed kila nuts and the Malasians chewed betel. They had this practice since they thought that this leaf was economical. Today it is thought that it may be a mere anesthetic of the mucous membrane, capable of numbing the particular sensation of hunger.

The Peruvians form a wad by chewing the leaves, moving them with their tongues, and leaving it on one side of the interior of their mouths. They wet the tip of a stick with saliva and put in into some lime and then they suck on this stick covered with ingredientes two or three times. They neither work nor walk if they have not chewed coca leaves first since they believe that it is economical.

tos de coca que cogía. En fin, teníanlo como por posesión de hierba de Trujillo. Esta coca se llevaba a venderla a las minas de Potosí, y diéronse tanto al poner árboles della y coger la hoja que es esta coca que no vale ya tanto, ni con mucho; mas nunca dejará de ser estimada. Algunos están en España ricos con lo que hubieron de valor desta coca mercándola y tornándola a vender y rescatándola en los tianguis o mercados indios. Los indígenas americanos masticaban las hojas de coca como los negros del Africa occidental las nueces de Kola y los malayos el betel —por entender era un alimento de ahorro. Hoy se piensa si no sería, en efecto, un mero anestésico de las mucosas, capaz de amortiguar la sensación particular del hambre.

El Peruano forma con las hojas una bolita a fuerza de masticarlas y moverlas con la lengua y la deja en un lado del interior de la boca. Moja después con su saliva el cabo de un palillo y lo introduce en una calabacilla de cal, y chupa dos o tres veces esta varilla recubierta de su ingrediente. No trabajan ni aminan si antes no han chupado su coca, por entender que es un eficaz alimento de ahorro.

1. Coca (*Erythroxylon Coca*) is a tree of the linaceous family whose leaves the Peruvian Indians used to make masticatories. Since 1884 it has acquired enormous importance because in that year a Viennese medical student called Koller demonstrated the contribution of the anesthetic properties of cocaine. This alkaloid was isolated for the first time from the coca leaf by Niemann in 1859, when he was 24 years old.

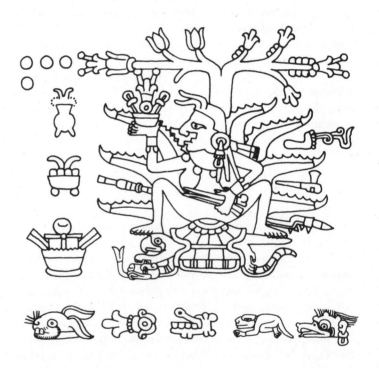

(1) La coca (Erythroxylon Coca) es un árbol de la familia de las lináceas, con cuyas hojas hacían un masticario los indios del Perú, y que desde 1884 ha adquirido enorme importancia por ser el año en que un estudiante de medicina, de Viena, llamado Koller, demostró los servicios que en las operaciones quirúrgicas podían rendir las propiedades anestésicas de la cocaína, alcaloide aislado por primera vez de las hojas de coca en 1859 por Niemann, de Goetinga, a los veinticuatro años de su edad.

VI. The Pepper Tree and Other Herbs and Roots
Found in the Realm Peru

When I wrote about the city of Guayaquil, I included a study of *sarsaparrilla*, a useful herb, as everyone who lives there can testify. In this region I decided to study pepper trees because of their great benefit. In the plains and valleys of Peru and in the thickets of the Andes, there are great groves of trees of different kinds, hardly any of which look like those in Spain. Some of them are avocados and guavas, which bear fruit in the way indicated in various sections of this treatise. Others are full of thistles or thorns, having little vegetation but being of great size. Other trees have hollows and concavities where bees produce honey with great order and harmony. In many parts of the populated areas of this land big and small pepper trees can be seen. These trees have small leaves and an odor like that of fennel. The or covering of this tree is so useful that people having great pains in their legs or swollen legs can be relieved of all pain and swelling with a mere washing. To

VI. Del arbol llamado molle, y de otras hierbas y raices que hay en este reino del Peru.

Cuando escribí lo tocante a la ciudad de Guayaquil traté de la zarzaparrilla, hierba tan provechosa, como saben los que han andado por aquellas partes. En este lugar me pareció tratar de los árboles llamados molles, por el provecho grande que en ellos hay. Y digo que en los llanos y valles del Perú hay muy grandes arboledas, y lo mismo en las espesuras de los Andes, con árboles de diferentes naturas y maneras, de los cuales pocos o ningunos hay que parecen a los de España. Algunos dellos, que son los aguacates, guayabos, caimitos, guabos, llevan fruta de la suerte y manera que en algunos lugares desta escriptura ha declarado; los demás son todos llenos de abrojos o espinas o montes claros, y algunas cebas de gran grandor, en las cuales, y en otros árboles que tienen huecos y concavidades, crían las abejas miel singular con grande orden y concierto. En toda la mayor parte de lo poblado desta tierra se ven unos árboles grandes y pequeños, a quien llaman *molles;* éstos

clean teeth, small branches are beneficial. Wine or other beverages and vinegar are made from the fruit which grows on this tree. One only has to prepare the quantity desired, put it into water in a vessel and then place it on a fire. This changes into wine, vinegar, or honey according to the amount of time it is left on the fire. The Indians have many such trees. In these regions there are many herbs with many marvelous properties.

I shall tell you of some of them that I saw myself. In the province of Quimbaya, where the city of Cartago lies, some reeds or roots are cultivated among the trees which are in that province. These reeds are useful as laxatives. A quantity of them is taken, about the size of a finger, and placed in a bowl with a little less than two liters of water. Most of it is allowed to soak overnight; the rest, about 1/8 of a jug of water, is drunk. This is such a beneficial and stimulating laxative that the sick person becomes as clean as if he had taken rhubarb. I took this laxative once or twice in Cartago, and it did me good. All of us believed in its medicinal powers. There are other beans which can produce this effect. Some people, however, praise them while others say that they are harmful. In the lodgings

tienen la hoja muy menuda, y en el olor conforme a hinojo, y la corteza o cáscara deste árbol es tan provechosa que si está un hombre con grave dolor de piernas y las tiene hinchadas, con solamente cocerlas en agua y lavarse algunas veces, queda sin dolor ni hinchazón. Para limpiar los dientes son los ramitos pequeños provechosos; de una fruta muy menuda que cría este árbol hacen vino o brebaje muy bueno, y vinagre; y miel harto buena, con no más deshacer la cantidad que quieren desta fruta con agua en alguna vasija, y puesta al fuego, después de ser gastada la parte perteneciente, queda convertida en vino o en vinagre o en miel, según es el cocimiento. Los indios tienen mucho estos árboles. Y en estas partes hay hierbas de gran virtud de las cuales diré de algunas que yo ví; digo que en la provincia de Quimbaya, y donde está situada la ciudad de Cartago, se crían unos bejucos o raíces por entre los árboles que hay en aquella provincia, tan provechosa para purgar, que con solamente tomar poco más de una braza dellos, que serán del gordor de un dedo, y echarlo en una vasija de agua que tenga poco menos de azumbre, embebe en una noche que está en el agua la mayor parte della; de la otra, bebiendo cantidad de medio cuartillo de agua, es tan cordial y

in Bilcas, my girl slave fell ill with sores on her buttocks. For a ram which I gave to some Indians I had them bring some herbs with yellow flowers. They toasted these over a candle to make a powder, and after they had applied this to the girl's skin twice or thrice, she recovered.

In the province of Andaguailas, I saw another herb for the mouth and teeth. After cleaning with it for one or two hours, one's teeth became sweet-smelling and white as snow. There are many other herbs in these places which are useful for man's health and others which are so dangerous that they can cause death with their poison.

provechosa para purgar, que el enfermo queda tan limpio como si hubiera purgado con ruibarbo. Yo me purgué una o dos veces en la ciudad de Cartago con este bejuco o raíz, y me fué bien, todos lo teníamos por medicinal. Otras habas hay para este efecto que algunos las alaban y otros dicen que son dañosas. En los aposentos de Bilcas me adoleció a mí una esclava por ir enferma de ciertas llagas que llevaba en la parte inferior; por un carnero que di a unos indios vi que trajeron unas hierbas que echaban una flor amarilla, y las tostaron a candela para hacerlas polvo, y con dos o tres veces que la untaron quedó sana.

En la Provincia de Andaguailas vi otra hierba tan buena para la boca y dentadura, que limpiándose con ella una hora o dos dejaba los dientes sin olor y blancos como la nieve. Otras muchas hierbas hay en estas partes provechosas para la salud de los hombres, y algunas tan dañosas que mueren con su ponzoña.

VII. La Puna and La Plata Islands and the Wonderful Root Called Sarsaparilla, Good for Every Kind of Sickness

La Puna island, which is near the port of Tumbes, measures a little more than ten leagues. In olden days it was important since its inhabitants were merchants who had beneficial things for human sustenance and who had a profitable business. They were considered brave by their neighbors. In past centuries they had great wars and battles with the natives of Tumbes and other villages. For the slightest cause they killed each other, robbed one another, and mutually abducted women and children. The great Topainga sent embassadors to the inhabitants of this island requesting them to be friends and allies because of the fame which they had and because of the great things they had heard. They listened to the emissaries, but they did not serve them, nor were they totally subjugated until the time of Guaynacapa; however, others say that even before that time they had been subjugated to the rule of the Incas by the Inca Yupangue and that they rebelled. Be that as it may, what I have said about the captains who

VII. De la isla de la Puna y de la Plata, y de la admirable raiz que llaman zarzaparrilla, tan provechosa para todas enfermedades.

La isla de la Puna, que está cerca del puerto de Tumbes, tendrá de contorno poco más de diez leguas. Fué antiguamente tenida en mucho, porque, demás de ser los moradores della muy contratantes y tener en su isla abasto de las cosas pertenecientes para la humana sustentación que era causa bastante para ser ricos, eran para entre sus comarcanos tenidos por valientes. Y así, en los siglos pasados tuvieron muy grandes guerras y contiendas con los naturales de Tumbe y con otras comarcas. Y por causas muy livianas se mataban unos a otros, robándose y tomándose las mujeres y hijos. El gran Topainga envió embajadores a los desta isla pidiéndoles que quisiesen ser sus amigos y confederados y ellos, por la fama que tenían y porque había oído dél grandes cosas, oyeron su embajada, mas no le sirvieron ni fueron enteramente sojuzgados hasta un tiempo de Huayus Capac—, aunque otros dicen que antes fueron metidos debajo del señorío de los incas por Inca Yupangue, y que se rebelaron. Como quiera que sea, pasó lo que he dicho

killed really happened, as it is common knowledge. These
people are dark and of medium build. Both the men and the
women dress in cotton clothes, and they wear strings of beads
on various parts of their bodies and adorn themselves with
other pieces of gold to look handsome.

This island, having large forests and groves, abounds with
fruit. There is an abundant production of corn and cassava
and other tasty roots as well as all kinds of birds and animals,
such as parrots, macaws, painted birds, monkeys, foxes,
lions, snakes, and others. On the occasion of the death of
someone, all the men and women of that region weep lamen-
tingly. They bury the dead with great veneration according
to their customs, putting on the grave most precious posses-
sions wich they have and their arms, and some of their most
beautiful women who, according to the custom of many of
these Indians, are buried alive in the grave to keep their hus-
bands company. They lament over the dead for many days
without interruption, and the women who stay at home cut
their hair wildly. The closest relatives get sad at times and
make offerings. They were religious and inclined to commit
certain vicious acts. The devil had power over them as he did

de los capitanes que mataron, según es público. Son de medianos cuerpos morenos, andan vestidos con ropas de algodón
ellos y sus mujeres, y traen grandes vueltas de chaquira en
algunas partes del cuerpo, y pónense otras piezas de oro para
mostrarse galanos.

Tiene esta isla grandes florestas y arboledas y es muy viciosa
de frutas. Dáse mucho maíz y yuca y otras raíces gustosas, y
asimismo hay en ellas muchas aves de todo género, muchos
papagayos y guacamayas, y gaticos pintados, y monos y zo-
rras, leones y culebras, otros muchos animales. Cuando los
señores se mueren son muy llorados por toda la gentes della,
así hombres como mujeres, y entiérranlos con gran veneración
a su uso, poniendo en la sepultura cosas de las más ricas que él
tiene y sus armas, y algunas de sus mujeres de las más hermosas, las cuales, como acostumbran en la mayor parte destas
Indias, se meten vivas en las sepulturas para tener compañía a
sus maridos. Lloran a los difuntos muchos días arreo, y
tresquílanse las mujeres que en su casa quedan, y aún las más
cercanas en parentesco, y pónense a tiempos tristes y hácenles
sus obsequios. Eran dados a la religión y amigos de cometer
algunos vicios. El demonio tenía sobre ellos el poder que sobre

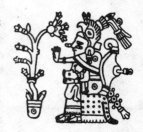

over their ancestors, and they conversed with him through the agency of those people designated for this purpose.

Their temples were partly hidden and dark, and they had horrible paintings on their carved walls. Before the altars where sacrifice was offered, some animals and birds, and even Indian slaves taken in wartime were killed, and their blood was offered to their damned devil.

On another small island near the other one, which is called La Plata, in the times of their ancestors, there was a temple or *guaca* where their gods were adored and where they made sacrifice. Around the temple and next to the altar there was a quantity of gold, silver, other precious things on their woolen clothes, and jewels, which at different times had been offered. It is also said that some people of La Puna committed abominable sins. At this time, by God's will, they are not so evil, buy if they are, they do not sin openly because of the presence of clerics on the island and because they are now conscious of the state of blindness in which their forefathers lived and of the degree of deception which their beliefs had, of the advantage of believing in our holy Catholic Faith, and of having Jesus Christ our Redeemer as God. In this way, because of His

los pasados, y ellos como él sus pláticas, las cuales oían por los que estaban señalados para aquel efeto.

Tuvieron sus templos en partes ocultas y oscuras, a donde con pinturas horribles tenían las paredes esculpidas. Y delante de sus altares, donde se hacían los sacrificios, mataban algunos animales y algunas aves, y aún también mataban, a lo que se dice, indios esclavos o tomados en tiempo de la guerra en otras tierras, y ofrecían la sangre dellos a su maldito diablo.

En otra isla pequeña que confina con ésta, la cual llaman de la Plata, tenían en tiempo de sus padres un templo o *guaca*, a donde también adoraban a sus dioses y hacían sacrificios, y en circuito del templo y junto al adoratorio tenían cantidad de oro y plata y otras cosas ricas de sus ropas de lana y joyas, las cuales en diversos tiempos habían allí ofrecido. También decen que cometían algunos destos de la Puna el pecado nefando. En este tiempo, por la voluntad de Dios, no son tan malos; y si lo son, no públicamente ni hacen pecados al descubierto, porque hay en la isla clérigo, y tienen ya conocimiento de la ceguedad con que vivieron sus padres y cuán engañosa era su creencia, y cuánto se gana en creer nuestra santa fe católica y tener por Dios a Jesucristo, nuestro redentor. Y así,

abundant goodness and mercy, many have become Christians, and each day there are more.

An herb which grows abundantly on this island and at the limits of this city of Guayaquil is called *sarsaparilla* because it comes forth like bramble and sends out through its sprouts and other parts of its branches small leaves.

The roots of this herb are useful for many illnesses, especially for buboes and for the pain which this foul disease produces in men. Those who are seeking a cure wrap themselves warmly and confine themselves in a warm room so that neither cold nor wind can harm them and take laxatives and eat delicate food as part of a diet and for several days drink the water in which these roots are cooked in sufficient quantity to achieve their effect and which, once the roots are removed, is clear, odorless, and tasty. Without achieving other benefits, it cleanses the leprosy of the body in such a way that in a short time they become healthier than they were before and the body becomes thinner and without a sign or blemish which other cures ordinarily leave. They recover so well that it seems that they had never been sick. Thus great cures have taken place in the city of Guayaquil at different times. Many who

por su gran bondad, permitiéndolo su misericordia, muchos se han vuelto cristianos, y cada día se vuelven más.

Aquí nace una hierba, de que hay mucha en esta isla y en los términos desta ciudad de Guayaquil, la cual llaman *zarzaparrilla*, porque sale como zarza de su nacimiento; y echa por los pimpollos y más partes de sus ramos unas pequeñas hojas. Las raíces desta hierba son provechosas para muchas enfermedades, y más para el mal de bubas y dolores que causa a los hombres esta pestífera enfermedad; y así a los que quieren sanar, con meterse en un aposento caliente y que esté abrigado, de manera que la frialdad o aire no dañe al enfermo, con solamente purgarse y comer viandas delicadas y de dieta y beber del agua destas raíces, las cuales cuecen lo que conviene para aquel efecto, y sacada el agua, que sale muy clara y no de mal sabor ni ninguno olor, dándole a beber al enfermo algunos días, sin le hacer otro beneficio, purga la *malatía* del cuerpo de tal manera, que en breve queda más sano que antes estaba, y el cuerpo de tal manera, que en breve queda más sano que antes estaba y el cuerpo más enjuto y sin señal ni cosa de las que suele quedar con otras curas; antes queda en tanta perfección, que parece nunca estuvo malo, y así verdaderamente

came here with damaged internal organs and rotting bodies and merely drank the water in which these roots had been placed were cured and achieved a better complexion than that which they had before they got sick. Others who suffered from buboes on their bodies and from bad breath were also cured by drinking this water on specified days. To sum up, many were swollen, and others had sores; they returned home cured. I am certain that this is one of the best and most useful roots in the world. This is attested to by the many cures. *Sarsaparilla* exists in many parts of the Indies, buy one can be sure that there is no better or more perfect kind than that which is grown on Puna island and at the limits of Guayaquil.

se han hecho grandes curas en este pueblo de Guayaquil en diversos tiempos. Y muchos que traían las asaduras dañadas y los cuerpos podridos, con solamente beber el agua destas raíces quedaban sanos y de mejor color que antes que estuviesen enfermos. Y otros que venían agravados de las bubas y las traían metidas en el cuerpo y la boca de mal olor, bebiendo esta agua los días convenientes, también sanaban. En fin, muchos fueron hinchados y otros allagados y volvieron a sus casas sanos. Y tengo cierto que es una de las mejores raíces o hierbas del mundo y la más provechosa, como se ve en muchos que se han sanado con ella. En muchas partes de las Indias hay *zarzaparrilla;* pero hállase que no es tan buena ni tan perfecta como la que se cría en la isla de la Puna y en los términos de la ciudad de Guayaquil.

VIII. A UNIQUE AND MARVELOUS OPERATION PERFORMED IN A MAKESHIFT MANNER BY A SURGEON

Having arrived at the valley of Neyba and principally intending to part for the ocean, Captain Belalcazar decided to found the provinces of Timana and the Yalcones, which he, together with captain Pedro de Añasco, his chief caballero and native of Seville, who was commissioned and empowered with the necessary people to carry this mission out, had discovered. Pedro de Añasco left to found the new colony, and no sooner had he departed than Captain Belalcazar set out walking in the valley below. He was roaming at about midday when he ran into several groups of bellicose Indians and great archers who on the tips of their arrows had placed a terrible herb, like that used by the Indians of Uraba. The villages of these Indians are above the valley at a low point of the very big and long mountain range of the Andes, and when the Indians noticed the arrival of the Christians, they came out to make war with them. Since in Peru there is no

VIII. DE UNA OPERACION ORIGINAL Y AFORTUNADA, REALIZADA POR UN CIRUJANO IMPROVISADO.

Pues llegado que fue el capitán Belalcázar al valle de Neyba, llevando su principal intento en ir a salir al mar Océano, determinó de enviar a poblar las provincias de Timaná y los Yalcones, que él había descubierto con el capitán Pedro de Añasco, caballero principal, natural de la ciudad de Sevilla, al cual dio comisión e poder para lo que había de hacer, e con la gente necesaria. Pedro de Añasco se partió a hacer la nueva población. E luego que salió Pedro de Añasco, el capitán Belalcázar anduvo caminando por el valle abajo, discurriendo hacia el Mediodía, e aportó a unas poblaciones de indios belicosos e grandes flecheros, y en las puntas de las flechas tenían puesta de la pestífera yerba, semejable a la que usan los indios de Urabá. Los pueblos de estos indios están por encima del valle, a la decaída de la larga e muy grande cordillera de los Andes; e como tuviesen noticia de la venida de los cristianos salieron a darles guerra, e como en el Perú, no hay cosa tan

more dangerous thing than that herb and since the Spaniards moved along without a single worry of sudden death, in that very valley and sierra of which we have spoken, twenty Spaniards were wounded. It is a painful to hear the cries of these poor men who were dying and to see the way their souls would leave their tired bodies. There is no need to imagine that their wounds were very big; they were not. Since the poisonous herb was sufficiently potent, as we have said, no more was necessary than the arrows touch the blood and with their tips draw a single drop of blood. Immediately the rage of the poison would get to the heart, and the wounded with great convulsions would bite their hands, and losing all desire to live, they would wish for death. Their insides were burning so intensely with the poisonous flame which consumed them that it was impressive to see how the spirits of life forsook them. They looked like madmen with rabies. They would scream ravingly. In short, they had a daring anguish inside which quickly drove them to the tomb.

Captain Belalcazar and the other Spaniards were shocked to witness the sudden death of their companions. Among the twenty persons who began the trip, only one escaped. His

dañosa como aquella yerba, y los españoles iban descuidados de recibir muertes tan repentinas, por el mismo valle y en la sierra que decimos fueron heridos veinte españoles. Y es cosa dolorosa oír del arte que morían aquellos tristes, e con la pena que sus ánimas salían de los trabajados cuerpos. No se piense que las heridas eran muy grandes, mas como la contagiosa yerba fuese de la calidad que ya hemos dicho, no era menester más de que las flechas oliesen la sangre, e picando tan solamente con las puntas sacasen una gota de ella, cuando luego con el furor de las ponzoña subía al corazón, e los tocados con grandes bascas mordían sus propias manos, e aborreciendo el vivir deseaban la muerte, e tan encendidos estaban en aquella llama ponzoñosa que les abrasaba las entrañas, e hacía tanta impresión que los espíritus vitales les desamparaban, e semejante al que rabia, daban voces como locos; en conclusión, tenían una temeraria congoja en sí mismos, que en breve les llevaba a la sepultura.

El capitán Belalcázar e los demás españoles se admiraban de ver las súbitas muertes de sus compañeros; entre veinte que hicieron se escapó tan solamente uno, que se llamaba Diego López, e la causa porque no murió fue que estando en un río,

name was Diego Lopez. The reason why he did not die with the rest was this. While he and a companion of his, called Trujillo, were standing in a river, he was wounded in the calf of his leg, but before the herb could penetrate, he, with a hook with which he was fishing, grasped the flesh of his leg with force, and taking out his knife, he gave it to his companion and told him to cut out mercilessly all the flesh which surrounded the wound and to be quick since he was beginning to feel the numbness which comes with death. Taking the knife and acting without compassion, he cut out what he thought had to be cut. They acted so quickly that the herb could not advance and the poison remained in the amputated part. In this way, this Spaniard saved his life but lost his calf. Having seen the unfortunate occurrence of many Christians killed by the herb, Sebastián de Belalcázar decided to return to the valley of Neyba and walk until he arrived at the great river called Saint Martha, a fork of which rises there and the other in the mountain range Coconucos, which es next to Popayan. They are 40 leagues apart and remain divided as far as the city of Cartagena, where they join. It empties into the ocean or to the north with a great quantity of water.

él y otro, su compañero llamado Trujillo le hirieron en la pantorrilla de la pierna, e antes que la yerba penetrase, con un anzuelo con que estaba pescando, asió fuertemente de la carne de su pierna, e sacando un cuchillo se lo dió al compañero e le dijo que sin piedad cortase toda la carne que estaba alrededor de donde estaba la herida, e que no tardase, porque ya le parecía sentir lo que habían sido muertos; e tomando el cuchillo sin ninguna piedad, cortó lo que le pareció convenir, sentían los que con tales heridas con tanta presteza, que la yerba no pudo pasar adelante e la ponzoña quedó en la parte cortada. E así este español quedó con la vida, mas no con la pantorrilla. Visto por el capitán Sebastián de Belalcázar el mal suceso a cuántos cristianos le mataban con la yerba, acordó de se volver al valle de Neyba e andar hasta llegar al gran río que llaman de Santa Marta, porque un brazo de aquel río nace por aquella parte, y el otro en la sierra de Coconucos, que está junto a Popayán, y de un brazo al otro habrá poco más de cuarenta leguas, e van divididos hasta cerca de la ciudad de Mompox, de la gobernación de Cartagena, adonde júntanse, va tan grande como ven, que sale al mar Occéano o del Norte.

IX. THE GRAVE ILLNESS WHICH AFFLICTED THE CAPTAIN GENERAL, DON DIEGO DE ALMAGRO, AND THE EQUALLY TERRIBLE ILLNESS WHICH TORMENTED HIS PURSUERS, HERNANDO PIZARRO'S MEN.

Hernando Pizarro's men[1] traveled until they passed the other side of the lodging where Almagro first stayed and saw two men approaching in a hurry. They looked unsure. One was called Manjarres and the other, Sancho de Reinosa. They came with the news that Almagro was traveling around Cuzco. When the governor and his captains received this news, they decided to pursue him; they believed that they could stop him. The captain general and his captains had stopped in an uninhabited place before Guaytara, where there was a great quantity of snow. This tired out the captain general in no small way, especially since ha was quite ill of buboes. He and his men, on the brink of war and with great will, unified and determined, paying no heed to the cold and the snow-covered mountains where they were, awaited the arrival of the enemy to do battle for a full day and night. Having first sent ahead their baggage so as to be able to retreat more

IX. DE LA GRANDE ENFERMEDAD QUE AQUEJABA AL ADELANTADO DON DIEGO DE ALMAGRO Y LA NO MENOS TERRIBLE QUE ACONGOJABA A SUS PERSEGUIDORES, LAS GENTES DE HERNANDO PIZARRO.

Anduvieron (las gentes de Hernando Pizarro) hasta que pasaron de la otra parte del aposento que primero había tenido Almagro, vieron a muy gran priesa para ello venir dos hombres, los cuales, pareciéndoles que no iban seguros, le desampararon e se venían al real de Pizarro; llamábase el uno Manjarrés y el otro Sancho de Reinosa. Dieron mandado como Almagro se iba a la vuelta de Cuzco; e como esta nueva tuviese el Gobernador e sus capitanes, determinaron de ir siguiendo creyendo que lo podrían desbaratar. El Adelantado y sus capitanes habían hecho alto en el despoblado adelante de Guaytara, adonde había gran cantidad de nieve, que no poca fatiga daba al anciano Adelantado, por ir muy enfermo de las bubas, e con toda su gente a punto de guerra, todos con gran voluntad, unánimes e conformes, no dándoseles nada por el frío e crecidos cerros de nieve, entre los cuales estaban metidos, aguardaron al enemigo para le dar la batalla todo un día

easily if they were beaten, the standard bearers held the flags
and the principal caballeros were always at the captain general's side.

Such being the case, the governor and his men, upon hearing
the news from the two men who had escaped from the captain general's camp, proceeded to follow him, carrying their
standards at the head. To justify his cause even more and to
let all know that this was a question of service to the king, he
carried the royal arms and the imperial eagle of Caesar.

In this way they wanted everyone to know that they were acting by will and command of the king, but they went in
search of Almagro without a royal order. As they went without any special preparation or protection, such as tents where
they could take shelter from the cold and the snowfall, they
could not be pitied. They suddenly had to face another pro-
blem. Since all the men came from warm climates, they had
not experienced the cold and snow-covered mountains before.
They had hardly arrived in the that place when the cutting
wind made them dizzy in their heads, and like those who
have never seen the sea get seasick and are in great anguish,
these men suffered no less. They were so fatigued by this evil,

e una noche, habiendo primero enviado el bagaje delante para
más sueltamente poder retirarse si se viesen desbaratados;
para las banderas tenían los alféreces, los caballeros más principales estaban siempre junto al Adelantado.

Estando las cosas de esta manera, con el aviso que recibie-
ron de los dos que se huyeron del real del Adelantado, el
Gobernador e los suyos fueron siguiéndole, llevando delante
de sí las banderas; e por jusfiticar más su causa e dar a entender
que tocaba al servicio del Rey, traía en su ejército estandarte
en el cual venían esculpidas las armas Reales y el águila imperial de César, como si por ventura por su mandado e volutas
aquellas guerras se hicieran. E sin orden nenguna fueron siguiendo al Adelantado, e como iban a la ligera, sin llevar tien-
das adonde se pudiesen guarecer del frío e de la mucha nieve
que caía, no pudieron compadecerse; sobrevínoles otro mayor
trabajo, que fue, que como todos iban hechos del calor e había
muchos días que el frío e sierras nevadas por ellos no era visto,
no hobieron caminado por aquella parte, cuando todos los
más con el viento tan recio que venía, desvanecidos de las
cabezas, e como los que nunca han visto mar navegando por
ella se almodían, e reciben gran congoja, no era menos la que

which provoked vomiting, that they threw down their lances
and acted imprudently. The captains, desiring to take ven-
geance on those from Chile, went ahead to sleep where the
governor was, staying close to the place where
Almagro was waiting. They spent a hard night without provisions or tents. There were great blizzards and biting winds.
It was pure luck that all of them were not frozen by the snow.
Hernando Pizarro with all his men went through the sandy
area until he came to the valley of La Nasca, where his army
took necessary provisions, taking along many of the poor Indians to carry their loads. From La Nasca they took the mountain road which led to Lucanes. Then he went on the road of
the province of Parinacocha, where he rested for a few days.
Taking fresh provisions and necessary supplies, he traveled
through the wilderness and snow-covered fields until, after a
few days, he arrived in the province of Almares.
Don Diego de Almagro was so weary from the great pain that
he suffered that he contemplated death. Seeing how dangerous it was for him to be in such a cold country like that, his
captains decided to search for a warm valley where he could
recover. At the river Vileas there was a small valley of Yungos,

estos tenían: tanto les fatigaba aquel mal, que los provocaba a
gómito, e lanzaban las armas y estaban desatinados. Pues los
capitanes, con el deseo que tenían de verse vengados de los de
Chile, fueron adelante e fueron a dormir con el Gobernador
muy cerca de donde estaba Almagro, e pasaron la noche con
muy gran trabajo, sin llevar mantenimiento nenguno, ni tien-
das, e fue de muy gran tormenta de nieve e viento muy recio,
tanto que ciertamente fue gran ventura no quedar todos hela-
dos entre la nieve.
Hernando Pizarro con toda su gente anduvo por los arenales
hasta que llegó al valle de La Nasca, adonde se proveyó todo
su ejército de las cosas necesarias, sacando muchos de los
pobres indios para llevar sus cargas, e de La Nasca tomó el
camino de la sierra a salir a los Lucanes; luego fue por el camino de la provincia de Parinacocha, e descansando algunos
días, e proveyéndose de más bastimentos e cosas necesarias,
caminó por los despoblados e campos nevados hasta que a
cabo de algunos días allegó a la provincia de los Almares.
Al Adelantado don Diego de Almagro le fatigaba el mal con
dolores grandes, que pensó morir; e visto por sus capitanes e
gentes cuán peligroso le era estar en tierra tan fría como aque-

where they took him. He was so afflicted for a full day and night that he lost his speech and sense, knowing no one who looked at him, nor hearing anyone who spoke to him. Everyone thought that he would die there. However, his fortune, or rather his sins, did not permit him to die another kind of death although it was scarcely and advantage to live, since almost all would live and die in the same way. Seeing him so sick and weary, his servants and friends lamented his misfortune. During that time he recovered his sense and a bit of his memory. Because of his recovery, he gave thanks to our Lord, who granted that he would not die at that time so that his servants and friends would not fall into the hands of Pizarro and his followers.

1. Hernando Pizarro, Francisco Pizarro's brother, captured Almagro in Salinas and had him executed in 1538. He left for Spain to justify his conduct, buy Almagro's followers captured him in Medina del Campo, where he remained a prisoner for 20 years. (translater's note).

lla, determinaron de buscar algún valle caliente adonde le pudiesen curar, y en el río mismo de Vileas estaba un pequeño valle de Yungos, e allí lo llevaron; e tanto se congojó un día e una noche, que tuvo quitada la habla e fuera de sentido, que ni conocía a quien le miraba ni oía a quien le hablaba, e todos creyeron que allí muriera: más su fortuna, e por mejor decir sus pecados, no permitieron ni dieron lugar que él dejase de venir a morir a otro género de muerte, aunque poca ventaja se llevaron en el vivir los unos a los otros, y en el morir casi todos iguales.
Como le viesen tan malo y fatigado, sus criados y amigos lloraban lamentando su desventura; durante ese tiempo volvió en su acuerdo, e pareció tener un poco de mejoría, e como se vió en ella dió gracias a nuestro Señor, que así había sido servido de que él no muriese en aquel tiempo, porque sus criados e amigos no quedasen en poder de los Pizarros.

1. Hernando Pizarro, hermano de Francisco Pizarro, capturó a Almagro en Salinas, quien fué ejecutado en 1538. Salió hacia España para justificar su conducta, pero los seguidores de Almagro lo capturaron en Medina del Campo, donde permaneció prisionero durante 20 años (nota del traductor).

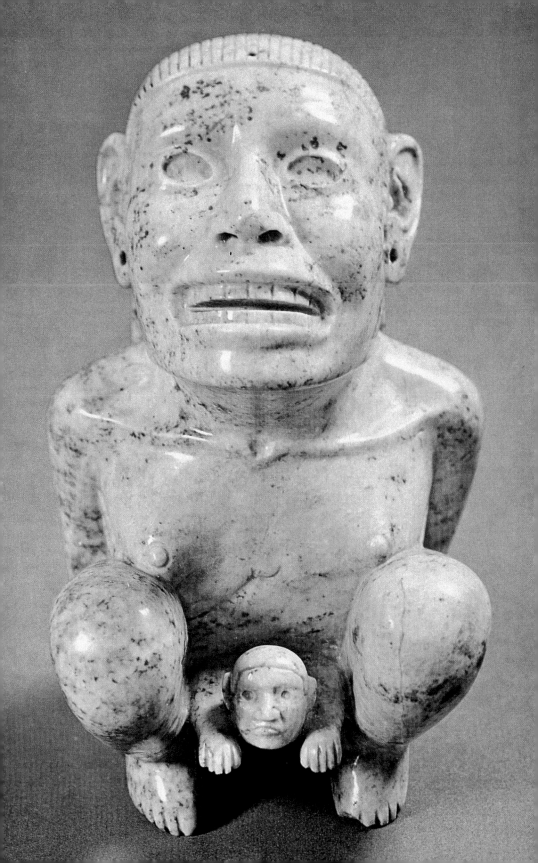

X. THE KNOWLEDGE OF NATURE AND THE ART OF MEDICINE

Of all the arts practiced by Mexicans, medicine was the least which -attracted the attention of Spanish historians even though it forms an essential part of the body of knowledge of groups of people. The writings which we have mentioned are satisfied with saying that Mexican physicians had a great knowledge of herbs with which they performed marvelous cures; however, they did not specify the advances which they achieved for the human race in such a practical science. It cannot be doubted that the same necessities which forced the Greeks to form a collection of experiments and observations on the nature of illnesses and the power of medicinal remedies motivated also the Mexicans to study these two cardinal points of medicine.

We do not know what value Mexicans placed on their drawings and paintings as the Greeks had placed on their writings, i.e., to communicate their enlightenment to posterity. The teachers of medicine instructed their disciples in the cha-

X. CONOCIMIENTO DE LA NATURALEZA, EL ARTE DE LA MEDICINA

De todas las artes practicadas por los megicanos, la medicina fue la que menos llamó la atención de los historiadores españoles, aunque pertenece esencialmente al conocimiento de aquellos pueblos. Los escritos de que hemos hablado se contentan con decir que los médicos megicanos tenían un gran conocimiento de las yerbas, y que con ellos hacían curas maravillosas, pero sin especificar los progresos que hicieron en una ciencia tan provechosa al género humano. Pero no puede dudarse que las mismas necesidades que obligaron a los griegos a formar una colección de experimentos y observaciones sobre la naturaleza de las enfermedades, y sobre la virtud de los medicamentos, condugeron igualmente a los megicanos al estudio de estas dos partes esencialísimas de la medicina.

No sabemos que se valieran de sus pinturas, como los griegos de sus escritos, para comunicar sus luces a la posteridad. Los profesores de medicina instruían a sus hijos en el caracter y en

racter and nature and varieties of sicknesses to which the human body was subjected and the knowledge of herbs which divine providence has created as remedies and whose powers had already been felt by their ancestors. They the manner in which the different levels of the same illness could be distinguised and the way to prepare medicines and to apply them. Dr. Hernandez in his *Natural History of Mexico*[1] has left convincing proof of this matter.

That learned and diligent writer always used as a guide the Mexican doctors in the study of nature which he made in that vast empire. They introduced him to 1,200 plants with their proper Mexican names, more than 200 kinds of birds and a great number of quadrupeds, reptiles, fish, insects, and minerals. From this very respected although imperfect history, a body of knowledge of practical medicine in that kingdom could be formed, like the one compiled by Dr. Farfan in his book of cures, by the renowned anchorite, Gregorio Lopez, and by other famous physicians. From that time on, the study of nature should not have been neglected, nor should attention have been paid to cures from overseas. In this way the inhabitants of Mexico would have saved a good deal of

las variedades de las dolencias a que está sometido el cuerpo humano y en el conocimiento de las yerbas que la Providencia Divina ha criado para remedio, y cuyas virtudes habían sido esperimentadas por sus mayores. Enseñábales el modo de distinguir los diferentes grados de la misma enfermedad, de preparar las medicinas y de aplicarlas. De todo esto nos ha dejado pruebas convincentes el Dr. Hernández en su Historia Natural de Mégico.[1]

Aquel docto y laborioso escritor tuvo siempre por guía a los médicos megicanos, en el estudio de la naturaleza que hizo en aquel vasto imperio. Ellos le dieron a conocer mil y doscientas plantas con sus propios nombres megicanos, doscientas y más especies de pájaros, y un gran número de cuadrúpedos, de reptiles, de peces, de insectos y minerales. De esta apreciabilísima aunque imperfecta historia podría formarse un cuerpo de medicina práctica para aquel reino, como la formaron en efecto el Dr. Farfán en su libro de Curaciones, el admirable anacoreta Gregorio López y o tros célebres médicos. Y sí desde entonces en adelante no se hubiera descuidado el estudio de la naturaleza, ni hubiera sido tan grande la prevención en favor de todas las cosas ultramarinas, se hubieran ahorrado los habi-

money which they spent on medicines from Europe and Asia; besides, they would have taken advantage of the products of their own country.

Europe is in debt to Mexican physicians for tobacco, American balsam, copal gum, liquid amber, sarsaparilla, teak, hazel nut laxatives, and other simple things which have been and still are of great use in medicine; however, there are still myriads of them which are lacking in Europe because of the ignorance and oversight of merchants.

Besides the laxatives which we have named and others, very great use was made of *mechoacán*, widely known Europe,[2] *izticpatli*, publicized by Dr. Hernández, and *amamajtla*, known commonly as rhubarb of the friars.

They had many emetics, such as *mejochitl* and *neijcotlapatli*, and *agijtlacotl*, which Hernández also mentions. There were also antidotes, like the famous counterherb named both *coanenepilli* (snake's tongue) because of its shape and *coapatli* because of its effects as a remedy against snake bites. There was also sternutatory medicine, such as *zozojatic*, such an effective plant that it sufficed to put the root near the nose to induce sneezing. There were febrifuges, such as *chiantzollin*,

tantes de Mégico una gran parte de las sumas que se han gastado en drogas de Europa y Asia, y hubieran sacado mucha ventaja de los productos de su país.

A los médicos megicanos debe la Europa: el tabaco, el bálsamo americano, la goma copal, el liquidámbar, la zarzaparrilla, la tecamaca, los piñones purgantes, y otros simples que han sido, y son, de gran uso en la medicina; pero hai infinitos de que carece la Europa por la ignorancia y el descuido de los traficantes.

Además de los purgantes que hemos nombrado, y otros, hacían grandísimo uso del mechoacan, tan conocido en Europa(2) del *Izticpatli*, tan celebrado por el Dr. Hernández, y del *Amamajtla*, conocido vulgarmente con el nombre de ruibarbo de los frailes.

Tenían muchos eméticos, como el *Mejochitl* y el *Neicotlapatli*; y el *Agitlalcotl*, que también celebra Hernández; antídotos, como la famosa Contrahierba, llamado por su figura *Coanenepilli* (lengua de sierpe) y por sus efectos *Coapatli* (ésto es, remedio contra las serpientes): estornutarios, como el *zozojatic*, planta tan eficaz, que bastaba acercar la raíz a la nariz para excitar el estornudo; febrífugos, como el *Chiantzollin*, el

ijtacjalli, huehetzonteccomatl, and especially *izticpatli.* To protect oneself from the malady which was usually caught by excessive ballplaying, one soaked *apitzalpatli* bark in water and then ate it. The enumeration of the uses of plants, resins, minerals, and other medicines, both simple and compound, as remedies for all kinds of sicknesses known by Mexicans would be infinite.

1. Dr. Hernandez, Philip II's physician, famous for his published works about the *Natural History of Pliny,* was sent by that king to Mexico to examine the natural products of that country. The task was undertaken with other naturalists over a period of many years and with the aid of the knowledge of Mexican physicians. His work, worth 60,000 ducats, the amount spent on its publication is made up of 24 books of history with two volumes of excellent paintings of plants and animals, but the king, believing that the work too long, sent it to the Neapolitan doctor, Nardo Antonio Recchi, to make a compendium. This digest was published in Spanish in Mexico by the Dominican, Francisco Ximenez, in 1615 and later in Latin in Rome in 1651 (Clavijero).

Ijtacjalli, el *Huehetzontecomatl,* y sobre todo el *Izticpatli.* Para preservarse del mar que solian contraer cuando jugaban demasiado al balón, solía comer la corteza de *Apitzalpatli* macerada en agua. Sería infinita la enumeración que podría hacer de las plantas, resinas, minerales y otras medicinas, tanto simples como compuestas, de que se servían como remedios en todas las especies de enfermedades que conocían los megicanos.

(1) El Dr. Hernández, siendo médico de Felipe II y mui famoso por las obras que publicó sobre la Historia Natural de Plinio, fue enviado por aquel monarca a Mégico para examinar las producciones naturales de aquel país. Empleóse en aquella tarea con algunos otros doctos naturalistas, y por espacio de muchos años, y valiéndose de las luces de los médicos megicanos. Su obra, digna de los 60,000 ducados que en ella se gastaron, constaba de 24 libros de historia, y II tomos de excelentes pinturas de plantas y animales, pero creyéndola el rei demasiado voluminosa, mandó compendiarla a su médico napoli-

2. The famous root, *mechoacan*, is called in the Tarascan language *ta-cuahce* and in the Mexican language, *tlalantlacuitlapilli*. A physician of the king of Michuacán showed it to the first religious who went to preach the gospel and to cure people in those places. The religious spread the news to the Spaniards and the Spaniards, to all of Europe (Clavijero).

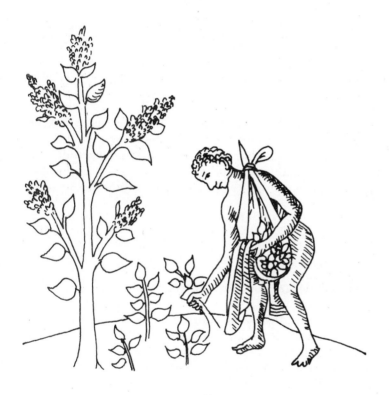

tano Nardo Antonio Recchi; este compendio se publicó en legua española en Mégico por el dominicano Francisco Ximénez, en 1615, y después en Roma, en latín, en 1651. (Clavijero).

(2) La célebre raíz de mechoacan se llama en lengua tarasca Tacuache y Megicano tlalantlacuitlapilli. Dióla a conocer un médico del rei de Michuacán a los primeros religiosos que fueron a predicar el Evangelio a aquellos países, curándolos de las dolencias que padecían. De los religiosos se comunicó la noticia a los Españoles, y de éstos a toda Europa. (Clavijero).

XI. Temazcalli or Hypocausts

A less frequent practice among the Mexicans and other people of Anahuac were the baths of *temazcalli*, which, although they were one of the most notable singularities of those people, have not been described by a single Spanish writer in whose works great details of objects of less importance can be found. In fact, if this practice had not been preserved until our times, memory of it would have perished completely.

Temazcalli or the Mexican hypocaust is commonly made of rough brick. Its shape is quite similar to bread ovens with the difference that the floor of the *temazcalli* is somewhat convex and lower than the surface of the ground instead of the plain and elevated surface of our ovens made for the convenience of bakers. The longest diameter is approximately 8 feet, and its highest elevation is 6 feet. Its entrance, similar also to the mouth of an oven, has sufficient height so as to permit a man to enter on his knees. On the opposite side of the entrance, there is a small stone or brick oven with its mouth towards

XI. "Temazcalli o hipocaustos"

Poco menos frecuentes eran entre los megicanos y otros pueblos de Anáhuac los baños de *Temazcalli*, que siendo una de las singularidades más notables de aquellos países, no ha sido descrita por ningún autor Español, en cuyas obras se pueden hallar grandes pormenores de objetos mucho menos importantes: de modo que si este uso no se hubiera conservado, hasta nuestros días, hubiera perecido enteramente su memoria.

El *temazcalli*, o hipocausto megicano se fabrica por lo común de ladrillos crudos. Su forma es mui semejante a la de los hornos de pan, pero con la diferencia que el pavimento del temazcalli es algo convexo, y más bajo que la superficie del suelo, en lugar que el de nuestros hornos es llano y elevado, para mayor comodidad del panadero. Su mayor diámetro es de cerca de ocho pies, y su mayor elevación de seis. Su entrada, semejante también a la boca de un horno, tiene la altura suficiente para que un hombre entre de rodillas. En la parte

70

the exterior part, with a hole in the upper part to allow smoke to leave. The part which joins the smaller oven to the hypocaust is 2 ½ feet and the other, being 4 feet, is closed with dry rock, *tetzantli*, or with another kind no less porous than *tetzantli*.

On the upper part of the roof there is another opening like that of the small oven. This is the usual structure of the *temazcalli*. This can be seen in the adjoining illustration, buy there are other kinds which do not have a roof or a small oven and which are reduced to a few small oblong rooms which are well covered and protected from air.

The first thing to do before bathing is to put inside the *temazcalli* a mat in place of the matress which the Europeans use for more comfort, a jug of water, some herbs or corn leaves. Afterwards, the fire is made in the small oven and conserved until the stones, which I have mentioned, become glowing embers. Whoever wants to bathe ordinarily enters nude, alone or accompanied by a servant if his sickness necessitates one or if he merely wants company. The entrance is immediately closed and the upper hole is left slightly open so that the smoke produced in the small oven can escape. It is also closed when

opuesta a la entrada hai un hornillo de piedra, o de ladrillos con la boca acia la parte esterior, y con un agugero en la parte superior, para dar salida al humo. La parte en que el hornillo se une al hipocausto, la cual tiene dos pies y medio en cuatro está cerrada con piedra seca de tetzontli, o con otra no menos porosa que ella.

En'la parte superior de la bóveda hai otro agugero como el de la hornilla. Tal es la estructura común del *temazcalli*, como se ven en la adjunta, pero hai otros que no tienen bóveda ni hornillo y que se reducen a unas pequeñas piezas cuadrilongas, bien cubiertas y defendidas del aire.

Lo primero que se hace antes de bañarse es poner dentro del temazcalli una estera, en lugar de la cual los españoles ponen un colchón para más comodidad, un jarro de agua y unas yerbas u hojas de maíz. Después se hace fuego en el hornillo y se conserva encendido hasta que están hechas ascuas las piedras de que he hecho mención. El que quiere bañarse entra ordinariamente desnudo y solo, o acompañado de un sirviente, si su enfermedad lo exige o si así le acomoda. Inmediatamente cierra la entrada, dejando un poco abierto el agujero superior, a fin de que salga el humo que puede introducirse del hornillo, y

all the smoke has left. Then water is thrown on the glowing stones, and a dense vapor is produced which occupies the upper section of the *temazcalli*. The sick man then lies down on the mat, and his servant brings the vapor down with the herbs or corn leaves. Then the leaves are wet with the lukewarm water from the jug, and they are used to beat the patient over his body, especially the sick part.

Immediately a copious soft sweat appears which increases or diminishes according to the case. When the desired release of sweat has taken place, the small door is opened and the patient is dressed. If he is not dressed, he can be carried out on the mat or mattress to a dwelling place close by. There are always rooms near the bathing area.

The *temazcalli* has always been utilized for many illnesses, especially for fever caused by constipation.

Indians use it after giving birth to children or after receiving wounds or bites from poisonous animals.

It is also an effective remedy for those who need to evacuate thick tenacious humors. Without a doubt, I think that this remedy would be very useful in Italy, where frequent grave rheumatism is an affliction.

cuando ha salido todo, lo cierra también. Entonces empieza a echar agua en la piedra encendida, de la que se alza un denso vapor, que va a ocupar la parte superior del *temazcalli*. Echase en seguida en la estera, y si tiene consigo un sirviente, éste atrae hacia abajo el vapor con las yerbas o con el maíz, y con las mismas, mojadas en el agua del jarro, que ya está tibia, golpea al enfermo en todo el cuerpo y, sobre todo, en la parte dolorida.

Inmediatamente se presenta un sudor copioso y suave, que se aumenta o disminuye según conviene. Conseguida la deseada evacuación, se deja salir el vapor, se abre la puertecilla y se viste al enfermo; o si no, bien cubierto, lo llevan sobre la estera, o sobre el colchón a una pieza inmediata, pues siempre hai alguna habitación en las cercanías del baño.

Siempre se ha hecho uso del *temazcalli* en muchas enfermedades, especialmente en las calenturas ocasionadas por alguna costipación.

Usanlo comúnmente las Indias después del parto y los que han sido heridos o picados por algun animal venenoso.

Es, además, un remedio eficaz para los que necesitan evacuar humores gruesos y tenaces, y yo no dudo que sería utilísimo en

When abundant sweat is needed, the patient is placed close to the roof, where the vapor is denser. The *temazcalli* is so ˋcommon that there is no Indian village where many baths of this kind cannot be seen.

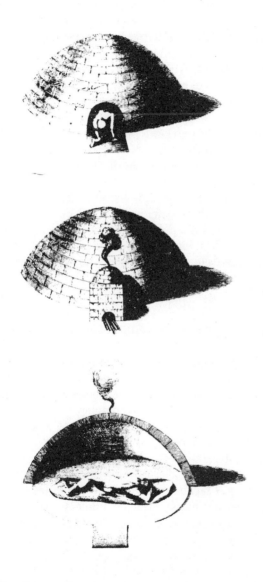

Italia, donde se padecen tan frecuentes y graves reumatismos. Cuando se necesita un sudor más copioso, se coloca al enfermo cerca del techo, donde es más espeso el vapor. Es tan común aún hoy en día el temazcalli que no hai población de indios donde no se vean muchos baños de esta especie.

XII. Oils, ointments, infusions, bloodletting, bathing and surgery

Mexican physicians made use of infusions, concoctions, poultices, ointments, and oils. These materials were purchased in the market, as the eye witnesses, Cortes and Bernal Diaz, testify. The most common oils those from rubber, or classic resin, from *tlapatl*, a tree similar to the fig tree, chile, *chian*, and *ocotl*, a kind of pine. *Ocotl* was prepared by being boiled in water. *Chian* was more useful to painters than to physicians.

From *huitcilogitl*, two kinds of balsam were obtained, which Pliny, together with other ancient naturalists, makes mention. We know that opobalsam was distilled liquid from the tree and gilobalsam was obtained from the boiling of the branches. Another liquid similar to balsam was formed by soaking the *huaconej* bark in water for four successive days. Another liquid similar to balsam both in its good odor and in its marvelous effects was obtained from the plant called *maripenda* by the Spaniards (a name apparently taken from the Tarascan

XII. Aceites, ungüentos e infusiones, sangrias y baños.

Servíanse los médicos megicanos de infusiones, de cocciones, emplastos, ungüentos y aceites, y de todas estas cosas se vendían en el mercado, como refieren Cortés y Bernal Díaz, testigos oculares. Sus aceites más comunes eran los de hule, o resina clásica, del tlapatl, árbol semejante a la higuera, de chile o pimentón de chian, y de ocotl, que era una especie de pino. Este último se sacaba por decocción. El de chian servía más a los pintores que a los médicos.

Del *huitzilogitl* sacaban, como ya he dicho, las dos clases de bálsamo, de que hacen mención Plinio y otros naturalistas antiguos; a saber, el opobálsamo, que era el destilado del árbol y el gilobálsamo sacado por decocción de las ramas. De la corteza del huaconej, macerada por espacio de cuatro días continuos en agua, formaban otro líquido semejante al bálsamo. De la planta llamada por los españoles Maripenda, (nombre tomado, según parece, de la lengua Tarasca), sacaban igualmente un licor semejante al bálsamo, tanto en su buen olor, cuanto en sus maravillosos efectos, cociendo en agua los tallos tiernos con el fruto de la planta, hasta espesar a aquella a

tongue) and prepared by boiling the tender shoots and the fruit until they thicken as in the preparation of grape juice.

Other oils and precious liquids, such as liquid amber and the liquid from fir trees are prepared in the same way.

Bloodletting and Bathing. It was very common among the Mexicans and other people from *Anahuac* to have recourse to bloodletting, a practice which their physicians performed with dexterity and safety by using lancets made of *itztli*. Country people practiced bloodletting, as they still do, with ma-

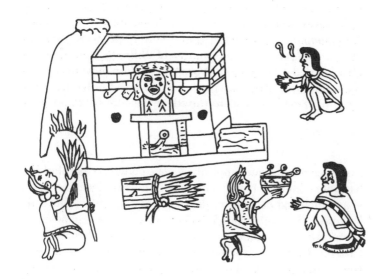

guisa de mosto. De este modo formaban otros aceites y licores preciosos, como el liquidambar y el del abeto.

Sangrías y baños. Era muy común entre los megicanos y otros pueblos de Anáhuac, el uso de la sangría, que sus médicos egecutaban con destreza y seguridad, sirviéndose de lancetas de itztli. La gente del campo se sacaba sangre como lo hacen todavía, con puntas de maguei, sin suspender el trabajo en que se emplean. En lugar de sanguijuelas se servían de los dardos del puerco espín americano, que tiene un agujero en la punta.

guey tips without outside aid and without stopping their work in which they were occupied. Instead of bloodsuckers, the spines of the American porcupine, which have a hole at the tip, were used.

Among the various means employed to preserve health, daily bathing was quite common. Many bathed in the ordinary water of rivers, ponds, lakes, and pits.

This experience taught the Spaniards the advantages of bathing, especially in countries with warm climate.

Surgery. As far as the surgery practiced by the Mexicans is concerned, the Spanish conquerors themselves assure us by their own experience about the promptness and success of the cures of wounds. Cortes himself was completely cured by the physicians of Tlaxcala after he had been gravely wounded int the famous battle of Otompan or Otumba. Besides balsam and maripenda, tobacco and other vegetables were applied. *Nanahuapatli, zacatepatli, and itzcuintpatli* were used for ulcers. *Tlalamatl* and electuaries of *chilpatli* were used for abcesses and other tumors. *Nacazol* or *tolostzin* were used for bone fractures. After having been dried and pulverized, the seeds of these plants were mixed in the sore spot and were

Entre los medios que empleaban para conservar la salud era bastante común el baño, que muchos usaban diariamente en el agua natural de los ríos, de los estanques, de los lagos y de los fosos, la experiencia ha hecho conocer a los españoles las ventajas de estos baños, sobre todo en los países calientes.

Cirugía. En cuanto a la cirugía de los megicanos, los mismos conquistadores españoles aseguran, por su propia esperiencia, la prontitud y la felicidad con que curaban las heridas. El mismo Cortés fue perfectamente curado por los médicos tlascaleses[1] de una grave herida que recibió en la famosa batalla de Otompan u Otumba. Además del bálsamo y de la maripenda, les aplicaban el tabaco y otros vegetales. Para las úlceras se servían del *nanahuapatli*, del *zacatepatli* y del *itzcuintpatli;* para los absesos y otros tumores del *tlalamatl* y del electuario de *chilpatli* y para las fracturas de los huesos, del *nacazol* o *toloatzin*. Después de haber secado y pulverizado las semillas de estas plantas, las aplicaban, mezcladas, a la parte dolorida, cubriéndola con plumas y poniendo encima unas tablillas para unir el hueso.

Los médicos eran por lo común los que preparaban y aplicaban los remedios; mas para hacer más misteriosa la cura, la

covered with feathers; then several boards were placed on top to fuse the bone.

Remedies were normally prepared and applied by physicians. To make the cure more mysterious, it was accompanied by superstitious ceremonies, invocations to the gods, and curses against the ailments. The goddess, *Tzapotlatenan*, was venerated as the protectress of medicine. She is believed to be the inventress of many remedies, among which is oil, which is obtained by distilling *ocotl*.

acompañaban con ceremonias supersticiosas, con invocaciones a sus diosas y con imprecaciones contra las dolencias. Veneraban como protectora de la medicina a la diosa Tzapotlatenan, creyéndola inventora de muchos remedios, entre ellos del aceite que sacaban por destilación del ocotl.

(1) Tlaxcaltecas.

XIII. Medicine in Mexico

All the Spanish historians who wrote about the conquest of
Mexico took great care in mentioning the knowledge which
the Mexican doctors had about the curative power of herbs.
These doctors supposed that for every sickness there was a
corresponding medicine found in rural plants, and the chief
science of these primitive professors of medicine consisted in
knowing how to administer herbs according to the peculiar
nature of the different ailments. Many of the drugs found today en European pharmacies owe their existence to the inves-
tigation of Mexican doctors. Examples of these drugs are sar-
sarilla, jalop, rhubarb of the friars, michoacan, etc. We must
also thank these doctors for various emetics, antidotes for poison, remedies for fever, an infinite number of plants, minerals, gums, and simple medicines. Regarding infusions, brews,
poultices, oils, etc., Cortes himself mentions the marvelous
quantity of these articles which he saw for sale in the Mexican
markets. Balsam was distilled from some trees, and it was

XIII. La medicina en Mexico.

Los historiadores españoles que escribieron acerca de la conquista de México tuvieron cuidado de mencionar, todos ellos,
los conocimientos que los doctores mexicanos tenían de las virtudes curativas de las yerbas. Suponían, estos últimos, que
para cada enfermedad existía la medicina apropiada en las
plantas campestres, y la ciencia principal de estos primitivos
profesores en la medicina consistía en saber administrar las yerbas según la naturaleza peculiar de las diferentes dolencias.
Muchas de las drogas de la actual farmacopea de Europa se
deben a las investigaciones de los médicos mexicanos, tales
como la zarzaparrilla, la jalapa, el ruibarbo de los frailes, el
michoacán, etc.; del mismo modo proceden de ellos, diversos
eméticos y antídotos para los venenos, remedios para la fiebre
e infinito número de plantas, minerales, gomas y medicinas
simples. En cuanto a infusiones, cocimientos, emplastos, aceites, etc., Cortés mismo menciona la maravillosa cantidad de
estos artículos que vio de venta en el mercado mexicano. De

known how to obtain liquid sedatives by boiling branches and barks in water. Their favorite remedies were bloodletting and bathing. To perform bloodletting, people generally opened the veins with the tips of the maguel plant. When bloodsuckers could not be found, the spines of the American hedgehog were used as a substitute.

Besides bathing in rivers, lakes, ponds, or fountains, the Indians made use of a bath called *temazcalli*, which is still utilized in many villages. The bathing place is made of adobe in the shape of a bakery oven about 8 feet in width and 6 feet in height whose floor is slightly convex and lower than the surface of the ground. No one can enter this bath except on all fours. Next to the mouth, there is a stone or brick stove which opens towards the outer part of the bath and has a hole to permit smoke to leave. Before entering the bath, the one who wants to bathe covers the inner floor with a mat upon which are placed a jug of water, some herbs, and corn leaves. Then the stove is heated until the stones which join it to the rest of the bath turn red.

When he is inside, he closes the entrance and leaves an air vent open, a hole in the highest part of the oven. This vent is

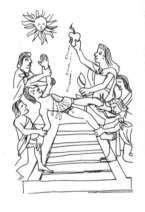

algunos árboles destilaban bálsamos y sabían obtener líquidos sedativos, así del conocimiento de las ramas, como de las cortezas hervidas en agua. Sus remedios favoritos lo eran la sangría y los baños. Para sangrarse, la gente, por lo general, se abría las venas con una espina de maguey; y cuando no acertaban a encontrar sanguijuelas, las suplían con las púas del erizo americano.

A más de bañarse en los ríos, lagos, estanques o fuentes, los indios hacían uso de un baño, que todavía se advierte en muchas de sus poblaciones, al que llaman *temazcalli* hecho de adobe, en figura de horno de panadería, de unos ocho pies de ancho y seis de altura, con pavimento ligeramente convexo más bajo que la superficie del suelo. Nadie puede entrar a ese baño si no es "a gachas". Junto a la boca hay una estufa de piedra o de ladrillo, que se abre hacia la parte exterior del baño y tiene un agujero para permitir la salida del humo. Antes de entrar al baño se cubre el piso interior con un petate, sobre el cual se pone un jarro de agua, algunas hierbas y hojas de maíz. En seguida se calienta la estufa hasta que las piedras que la unen con el resto del baño se ponen rojas. Cuando el paciente penetra, se cierra la entrada y sólo se deja, por vía de respiradero,

also closed when all the smoke hast left. Then the bather throws water upon the heated red rocks, and a thick vapor rises which fills the interior of the *temazcalli* quickly. The bather lies down on the mat and moves the vapor with the herbs and corn leaves, which he later wets with the warm water of the jug. If he is in pain, he applies them to the afflicted part. He is soon covered with sweat, and immediately the door of the *temazcalli* is opened and the patient is removed well cooked, so to speak. Then he gets dressed. Assuredly, this is a most efficient medicine against fevers, bites from poisonous animals, and acute rheumatism.[1]

The Spaniards became aware that the Mexicans had excellent remedies to cure wounds. One of the Indian doctors cured Cortés himself of a serious injury which he received in the head during the battle of Otumba, a place which we passed recently. There were remedies for fractures and for bad humors for everything. At times, seeds from plants were made into powder, and a great part of their curative power was attributed to superstitious ceremonies and incantations which accompanied the treatment, especially the prayers said to *Tzapotlatenan*, the goddess of medicine.

un agujero en la parte más alta del horno; pero ese agujero se cierra también cuando ha acabado de salir el humo. Entonces, echa agua sobre las piedras rojas por el calor, de las que se levanta un vapor espeso que llena pronto el interior del *temazcalli*. Se acuesta luego sobre el petate y removiendo el vapor con las yerbas y las hojas de maíz, las moja después en la tibia agua del jarro y, si tiene algún dolor, se las aplica en la parte afectada. No tarda en cubrirse de sudor; enseguida se abre la puerta del *temazcali* y se saca al paciente "bien cocido", por decirlo así, y se le viste. Asegúrase que ésta es eficacísima medicina contra fiebres, resfríos graves, mordeduras de animales ponzoñosos y reumatismo agudo.[1]

Los españoles pudieron darse cuenta de que los mexicanos tenían remedios excelentes para la curación de las heridas. Uno de los doctores indios curó al propio Cortés de una grave lesión que recibió en la cabeza cuando lo de Otumba. Tenían remedios para las fracturas, para los malos humores, para todo. Algunas veces pulverizaban las semillas de las plantas y atribuían gran parte de su eficacia curativa a las supersticiosas ceremonias y conjuros que empleaban al aplicarlas; especialmente las preces dirigidas a Tzapotlatenan, diosa de la medicina.

A great part of this knowledge has been handed down from generation to generation among the Indians, and it is still considered efficacious. For every sickness there is an herb, for every accident, a remedy. Baths are employed constantly although the *temazcalli* is reserved for individuals of the indigenous race. There is no family which does not have certain notions about medicine. By the way, this is certainly very necessary, above all in places where getting a doctor is no easy matter.

1. It is worthy of note that the Marquesa Calderon de la Barca investigated principally the writings of the historian Clavijero to write this note.

Una parte importante de estos conocimientos se ha perpetuado entre los descendientes de los antiguos indios y siguen siendo considerados eficaces. Para cada enfermedad hay una hierba, para cada accidente un remedio; los baños se usan constantemente, si bien los *temazcalix* están reservados para los individuos de la raza indígena.
No hay familia en la que no se tengan ciertas nociones de medicina, cosa por cierto muy necesaria, sobre todo en las haciendas donde no es cosa fácil conseguir un médico.

(1) Es notorio que la marquesa Calderón de la Barca se documentó, principalmente, en los escritos del historiador Clavijero, para escribir esta nota.

GONZALO FERNANDEZ OVIEDO Y VALDES

XIV. Lignum Vitae (Holy Wood), which the Indians call Guayacan

Both in the Indies and in these realms of Spain and outside of
them, *lignum vitae* (holy wood) is called *guayacan* by the Indians. For this reason, I shall talk about this substance briefly.
Lignum vitae is a tree slightly smaller than the walnut tree.
There is an abundance of these trees and of the forests containing them on the island of Hispaniola and on other island in
those seas; however, I have never seen or heard that these
trees exist on the continent. The bark of this tree is spotted
with different shades of green and brown like a spotted golden horse. The leaves of this tree are like those of the madroño, but the former are somewhat smaller and greener, and
they produce small yellow things as fruit which look like two
lupines, one next to the other on the sides. Its wood is very
strong and heavy, and its heart is almost black and dark
brown. Since the cardinal quality of this wood is to relieve
the illness of buboes, a well known fact, I shall not detain

GONZALO FERNANDEZ DE OVIEDO Y VALDES

XIV. Del palo santo al cual los indios llaman guayacan.

Así en las Indias como en estos reinos de España y fuera de
ellos es muy notorio el palo santo, que los indios llaman guayacán, y por esto diré de él alguna cosa con brevedad; éste es
un árbol poco menos que nogal, y hay muchos de estos árboles,
y muchos bosques llenos de ellos, así en la isla Española como
en otras islas de aquellas mares; pero en Tierra firme yo no le
he visto ni he oído decir que haya estos árboles. Este árbol
tiene toda la corteza manchada de verde, y más verde y pardillo como suele estar un cabello muy overo ó muy manchado;
la hoja de él es como de madroño, pero es algo menor y más
verde, y echa unas cosas amarillas pequeñas por fruto, que
parecen dos altramuces,[1] junto el uno al otro por los cantos.
Es madero muy fortísimo y pesado, y tiene el corazón casi
negro y sobre pardo; y porque la principal virtud de este madero es sanar el mal de las bubas, y es cosa tan notoria, no me
detengo mucho en ello, salvo que del palo toman astillas delgadas, y algunos lo hacen limar, y aquellas limaduras cuécen-

myself much over this matter except to say that from the trunk thin splinters are taken. Some make powder from them; the powder is cooked in a quantity of water for a time which depends on the weight or quantity of wood desired to be cooked. When two parts or more of the water has diminished in the cooking process, it is taken off the fire and allowed to settle. Patients then drink it for several days before having breakfast. They keep a special diet. Every other day they must drink another kind of water boiled with *guayacan*. Many sick people are without a doubt cured of their maladies. I have not indicated in detail how this wood or its water is taken, but merely how it is used in the Indies, where the climate is temperate.

Whoever needs this remedy cannot be cured by the process which I have written about because this is another land, tempered by wind and cold. The afflicted should protect themselves and use other remedies. Yet it is very common, and many who now know what must be done tell others what to do I know only how to advise whoever would like to obtain the best *guayacan* can get it on Beata Island.

Your Majesty can accept as a fact that this illness came from

las en cierta cantidad de agua, y según el peso o parte que echan de este leño á cocer, y desque ha desmenguado el agua en el cocimiento las dos partes o más, quítanla del fuego y repósase, y bébenla los dolientes ciertos días por la mañana en ayunas, y guardan mucha dieta, y entre día han de beber de otra agua, cocida con el dicho guayacán; y sanan sin ninguna duda muchos enfermos de aqueste mal; pero por que yo no digo aquí tan particularmente esta manera de como se toma este palo o agua de él, sino como se hace en la India, donde es más fresco.

El que toviere necesidad de este remedio, no se cure por lo que yo aquí escribo, porque acá es otra tierra y temple de aires y es más fría región, y conviene guardarse los dolientes más y usar de otro término; pero es tan usado, y saben ya muchos cómo acá se ha de hacer, y de aquellos tales se informe quien tuviere necesidad de curarse; solamente sabré yo aprovechar en aconsejar al que quisiere escoger el mejor guayacán, que lo procure de la isla Beata.

Puede vuestra majestad tener por cierto que aquesta enfermedad vino de las Indias, y es muy común a los indios, pero no peligrosa tanto en aquellas partes como en estas; antes muy fá-

the Indies, where it is quite common; nevertheless, it is not so dangerous there as it is here. The Indians on the islands use *lignum vitae* as a remedy, and those on the mainland use other herbs or things since they are herbalists.[2] The first time that this disease appeared in Spain was after Admiral Christopher Columbus had discovered the Indies and returned here. Some Christians who traveled with him and were present at that discovery in addition to those who made the second voyage brought this disease, and others caught the

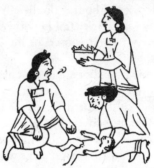

cilmente los indios se curan en las islas con este palo, y en Tierra firme con otras yerbas o cosas que ellos saben, porque son muy grandes herbolarios.(2) La primera vez que aquesta enfermedad en España se vido, fué después que el almirante don Cristóbal Colón descubrió las Indias y tornó a estas partes, y algunos cristianos de los que con él vinieron que se hallaron en aquel descubrimiento, y los que el segundo viaje hicieron, que fueron más, trujeron esta plaga, y de ellos se pegó a otras personas: y después en el año de 1495, que el gran capitán don

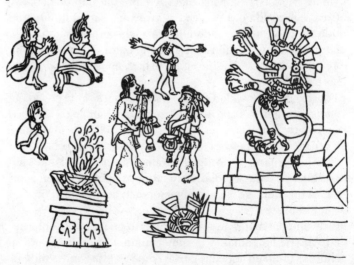

plague from them. Afterwards, in the year 1495, when the great captain, Don Gonzalo Fernandez de Cordoba, went to Italy with a group of people in favor of young King Ferdinand of Naples against King Charles of France, he with the big head, by command of the Catholic King and Queen, Ferdinand and Isabella of immortal memory, grandsires of your Majesty, suffered from this disease along with some of the Spaniards. This was the first occasion when this disease appeared in Italy. At that time, since the French were travelling with the aforesaid King Charles, the Italians called the disease the French malady ease and the French called it the Neapolitan malady,[3] for prior to that war the disease had not been experienced. Thence it spread throughout Christendom, and it was taken to Africa by several men and women afflicted with this disease. The fastest way of spreading this contagious disease is by sexual intercourse; this is a fact observed over and over again. Besides this, another way of contagion is by eating from the dishes and drinking from the glasses and cups of those suffering from this disease; furthermore, it is even worse to sleep on the sheets and wear the clothes which have been used by the sick.

Gonzalo Fernández de Córdoba pasó a Italia, con gente en favor del rey don Fernando el joven de Nápoles, contra el rey Charles de Francia, el de la cabeza gruesa, por mandato de los Católicos reyes Don Fernando y Doña Isabel, de inmortal memoria, abuelos de vuestra sacra majestad, pasó esta enfermedad con algunos de aquellos españoles, y fué la primera vez que en Italia se vido. Y como era en la sazón que los franceses pasaron con el dicho rey Charles, llamaron á este mal los italianos el mal francés, y los franceses le llaman el mal de Nápoles,[3] porque tampoco le habían vido ellos hasta aquella guerra, y de ahí se esparció por toda la cristiandad, y pasó al Africa por medio de algunas mujeres y hombres tocados de esta enfermedad; porque de ninguna manera se pega tanto como de ayuntamiento de hombre á mujer, como se ha visto muchas veces, y asimismo de comer en los platos y beber en las copas y tazas que los enfermos de este mal usan, y mucho más en dormir en las sábanas y ropa donde los tales hayan dormido; y es tan grave y trabajoso mal, que ningún hombre que tenga ojos puede dejar de haber visto mucha gente podrida y tornada de San Lázaro á causa de esta dolencia, y asimismo han muerto muchos de ellos; y los cristianos que se dan a la

It is such a serious and painful disease that no man who has eyes cannot have failed to see many people wasting away and becoming other Saint Lazaruses because of this illness and others dying from it. Of the Christians who conversed Indians and had relations with them only a few have escaped from this danger; however, as I have said, it is not so dangerous there as it is here since this tree is more useful and fresher there, thus having greater effects. The climate there is free of cold and it is a greater aid to the sick there than the climate here is. This tree, which grows on the island called Beata,[4] near the island of Santo Domingo of Hispaniola, is excellent and most useful for this disease. Oh, the midday band is playing![5]

[1] The word "altramuz" comes from the Arabic word "attormos", a corruption of the Greek word "thermos" meaning "heat", so called because of the heat produced in the body. "It is like *altramuz* soup, which is cold but burns", goes a famous Spanish saying. Translator's note: "Lupine" meaning

conversión y ayuntamiento de las indias, pocos hay que escapen de este peligro. Pero como he dicho, no es tan peligroso allá como acá; así porque allá este árbol es más provechoso y fresco hace mas operación, como porque el temple de la tierra es sin frío y ayuda más á los tales enfermos que no el aire y constelaciones de acá. Donde más excelente es este árbol para este mal y por experiencia más provechoso, es el que se trae de una isla que se llama *la Beata*,[4] que es cerca de la isla de Santo Domingo de la Española, á la banda de mediodía.

(1) La palabra altramuz proviene del árabe attormos, corrupción del griego thermos, calor, por alusión al calor o ardor que causan al cuerpo. "Es como caldo de altramuces, que está frío y quema", dice una locución familiar española.

(2) Todos los cronistas e historiadores que pasaron a la recién descubierta y conquistada América, quedaron sorprendidos del grado de adelanto que los herbolarios tenían.

"wolflike" comes from the Latin word "lupus" (wolf) since it was believed that this plant destroyed the soil.

2 All the chroniclers and historians who went to the recently discovered and conquered America were astonished at thehigh level of advancement of the herbalists.

3 The disease referred to is syphilis, which according to various chroniclers came from America to Europe. Other scientists doubt it.

4 The island of Beata belongs to the Lesser Antilles, whose islands number in the hundreds. Concretely, the island of Beata was found near the Dominican Republic.

5 The author uses the blowing of a cornet at noon as an excurse to stop (translator's note).

(3) Se refiere a la sífilis, que según varios cronistas pasó de América a Europa; otros científicos lo ponen en tela de juicio.

(4) La isla de la Beata pertenece a las Antillas Menores, cuyas ínsulas se cuentan por centenares. Concretamente, la isla de la Beata se hallaba cerca de la actual República Dominicana.

XV. The Tree or Plant Used to Mend Fractures and Heal Burns.

There are on the island of Hispaniola certain trees which are common to and abundant on that island and also on the mainland. They are thorny and look like no other tree or plant, and none wilder can be seen. Because of their nature, I cannot determine whether they are trees or plants. They produce branches full of wide leaves deformed or ugly in appearance and thick and thorny in shape. Their branches were first leaves and clusters, and from one leaf others came forth, and others from them. From these leaves, while they harden, others are produced by lengthening themselves. More and more are produced until the leaves be come branches. This tree is of such a nature that I find it difficult to describe it in words. It would be necessary for an artist to paint it with the right colors so that by seeing it, one could understand what I believe cannot be understood by anyone who has not seen it for himself. Among all trees, this tree is so unlike all others that I have never seen or heard any other name appro-

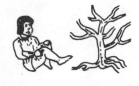

XV. Del Arbol o Planta con que Sueldan las Quemaduras o Cosas Rompidas en la Persona del Hombre.

Hay en esta Isla Española unos árboles que son comunes é hay muchos dellos en estas islas é muchos en la Tierra-Firme: los cuales son espinosos é tales, que al parecer ningún árbol ó planta se puede ver de más salvajez, é segun la manera suya no me sé determinar si es árbol ó planta. Hace unas ramas llenas de unas pencas anchas é disformes ó feas de muy mal parescer é talle, é muy gruesas y espinosas é las quales ramas fueron primero hojas é pencas cada una dellas, é de aquella hoja ó penca nascieron otras, é de las otras, otras. E destas pencas endurescidas, ó en tanto que se endurescen, procrean otras alongándose, é de las otras, otras, é de penca se convierten en rama. Finalmente, es de tal manera este árbol que tengo por dificultoso poder darse á entender por escripto, é seria nescesario pintarle de mano de tal pintor, é de tan apropriados colores, que por la vista se comprenhendiese lo que por las palabras no creo que es posible entender ningun absente, tan el proprio como de otros árboles se entiende, por ser tan dessemejante de todos, que otro hombre me paresce que no hay tan el propósito

piate for its wild state than "monster" in the classification of trees.

When the leaves are crushed after first having been cleaned of thorns, they are placed in canvas like a poultice. The fractured arm or leg is wrapped with it after setting the broken bones in place. The fracture is healed and the bones are joined so well that it looks as if there had never been a fracture, if, I repeat, the bones are set first. Only when the limb is kept in the poultice can the effects be achieved. The cast adheres so tightly to the flesh that it is very difficult to take it off, but it is the only way to obtain good results. Then as time passes, it falls off by itself. There are many of these trees in the province on the mainland of Nicaragua. They produce a colored fruit like honeycomb, the size of a large olive, a fine carmine. It has thorns all over the top like hair, almost invisible because of its tenuousness and thinness. When one takes them in his hand, they penetrate the skin. From this fruit in that land of the Indies a certain paste is made and cut into broken pieces as thin as pleats of the size of a fingernail and wrapped in cotton so that it does not break. It is taken to the plazas and market places to be sold. It is a desired article by Indian men

de su salvajez y extremos nunca oydos ni vistos (en otras partes), sino mónstruo del género de los árboles.

Machacadas las pencas deste árbol, quitadas las espinas primero, é tendido lo que assi se machacáre en un paño de lienco, á manera de emplasto, é ligada con ella una pierna ó braso quebrado, después que primero se hayan concertado los huesos rompidos, lo suelda é junta é afixa tan perfectamente como si nunca se quebraran, si bien se conciertan primero los huesos de las tales quebraduras. E hasta que ha hecho su operación está tan asido el emplasto ó medecina ya dicha con la carne, que es muy dificultoso é penoso despegarlo; pero assi como ha curado é fecho su buena operación, luego por sí mismo se aparta é desecha el emplasto de aquel lugar, donde lo avían puesto. Destos mismos árboles hay muchos en la provincia de Nicaragua en la Tierra-Firme, y echan una fructa colorada, brescada, tamaña como una aceytuna gruesa, de color de un muy fino carmesí; é tiene unas espinas por encima toda ella, como vello, quassi invisibles por su sotilesa y delgadez, y éntranse por los dedos, quando hombre las toma en las manos. E desta fructa en aquella tierra las indias hacen cierta pasta é córtanla en pedasos quebrados, tan delgados como una alforza

and women for painting. It has a rich red color, some of which becomes pink. It is the best color which women in Italy, Valencia or Spain, and elsewhere use to paint themselves. It is used by those women who want to look better, or shall I say, to repair or rather spoil the image and figure which God gave them. I have seen many pieces or tablets of this color in drawings and paintings. For my own satisfaction I wanted to see if the color was lasting, and I found that it is excellent paint. In fact, I have had some painted things for more than six years, and today they look better and more vivid in color than they did on the day they were painted. I esteem it highly since it was blended with clear water without gum or anything else commonly used by artists to dilute their colors before using them. This tree in its leaves and thistles is similar to the tree used in this city to thatch walls of the corrals of houses or similar to the prickly pear leaves which are the same thistles which are mentioned in Book VIII, Chapter XXVIII. These trees do not grow taller than two *estados* or a little taller than a man. The color of the trunk is rough brown and its limbs or branches are brown too. The extremities, which are the leaves, are somewhat green. Some leaves spring at the

e tamaños como una uña del dedo, y envueltas en algodón, porque no se quiebren, las sacan á las placas y á sus mercados á vender, y es cosa estimada para se pintar con esta color los indios é indias. Y es excelente color de carmesí muy bueno, é alguno dello declina á color rosado; y es mejor color para se afeytar las mugeres, que la que en Italia é Valencia ó España y otras partes usan las que quieren enmendar, ó mejor diciendo, remendar y estragar la imagen ó figura que Dios les dió. Destas piesas ó pastillas desta color he yo experimentado muchas en debuxos é pinturas, por mi placer é por ver si es color durable; é halló que es excelente pintura, porque en algunas cosas pintadas en papel yo las tengo puestas más de seys años, y está hoy mejor é más viva de color que el primero día que se assentó. Y téngolo por mucho, porque se templó con agua clara é sin goma, sin alguna otra diligencia de las que los pintores suelen usar, para templar sus colores antes que las labren. Es muy semejante este árbol en las hojas á los cardos, con que en esta cibdad bardan las paredes de los corrales de las casas, ó como las hojas de las tunas, que son los mismos cardos, de quien se dixo en el libro VIII, en el capítulo XXVIII. Estos árboles no crescen, el mayor dellos más alto que dos estados ó

‵inclination where again another branch begins on the same leaf.

All the leaves, however, are very thorny like the prickly pear, and the branches are too. With my imperfect drawing, I shall indicate the shape of this tree. If I could only do it so that, together with what I have said, one could understand and contemplate it. In addition to all this, let me say that whoever travels from this city of Santo Domingo of the island of Hispaniola to the village of Yaguana, which is to the occidental or western part of this island, will find many of these trees on the same *camino real*. The traveler cannot miss them; he does not even have to go off the road to the lowlands near the upper part of the river Hatibonico, and from that place to the city, he can see many.

poca cosa más de la estatura de un hombre: la color del tronco es pardo áspero, é los brasos é ramas assí mismo, é los extremos dellas, que son las hojas, están algo verdes. E algunas nacen por el través, donde quiere de nuevo principiarse otra rama en la misma hoja; pero todas las hojas, como he dicho, son muy espinosas, como las tunas, é assí mismo las ramas. Pero con mi mal debuxo porné aquí la forma que tiene este árbol, si lo supiere hacer, para que junctamente con lo que dél tengo dicho, mejor se pueda entender é considerar. E si esto no bastáre, digo que quien desde esta cibdad de Sancto Domingo desta Isla Española fuere á la villa de la Yaguana, ques al poniente é parte occidental desta isla, hallárá destos árboles muchos en el mismo camino real, é ha de passar á par é junto con ellos de nescessidad, sin se desviar del camino antes que lleguen á las vegas é cumbres del puerto del río Hatibonico, é desde allí viniendo á esta cibdad, en muchas partes.

XVI. THE GUAYACAN TREE USED TO CURE BUBOES[1]

There are two trees which are noteworthy to mention because of their excellence, which are found on these islands and even on the mainland. Just as the malady of buboes is quite common everywhere in these parts, divine mercy, wanting to counteract it, has placed a remedy for it. Although this disease exist elsewhere, the place where Christians first saw buboes, felt its effects, and experienced the remedy of the guayacán tree was in Hispaniola. The other is called *lignum vitae* (holy wood), found on the island of Borinquen, called now by the Spaniards Saint John. When it is mentioned, it is called holy wood. I have seen it on these islands, on others, and on the mainland in the province which the Indians call Nagrando. On this island of Hispaniola, the Spaniards had knowledge of this tree. I mention this place in particular even though it is found elsewhere. I want to say that this tree is very famous in the Indies as well as in many parts of the world where this remedy has been taken. There are more guayacán trees in the Indies than there are pines in Cuenca, without counting those in Spain. This tree is excellent, for on innumerable occasions,

XVI. DEL ARBOL LLAMADO GUAYACAN, CON QUE SE CURA EL MAL DE LAS BUAS.

Dos árboles hay muy notables excelentes en estas islas é aún en la Tierra-Firme, porque assí como es común el mal de las buas en todas estas partes, quiere la misericordia divina que assí sea el remedio comunicado, é se halle para curar esta dolencia. Pero aunque en otras partes se halle esta enfermedad, el orígen donde los chripstianos vieron las buas, y experimentaron é vieron curarlas y experimentar el árbol del *guayacán* fué en esta Isla Española. El otro se llama palo sancto, y este hay en la isla de Borinquen, llamada agora por los españoles San Juan; é quando della se hable, si dirá del palo sancto. Assí que, tornando al guayacán, y lle he visto en esta y otras islas, é también en la Tierra Firme en la provincia que los indios llaman Nagrando. Y pues en esta Isla Española ovieron los españoles conocimientos deste árbol, póngolo aquí, aunque en otras partes se halle; é quiero decir lo que es muy notorio, assí en las Indias como en muchas partes del mundo, donde le han llevado tras la misma enfermedad para remedio della. E hay tantos árboles guayacanes en estas Indias, que pienso yo que son

it has been successful with the fearful disease of buboes, here as well as in Europe, where it has been taken to cure this disease.

In Italy, as I have already mentioned, this disease is called the French malady, and in France, the Neapolitan malady. In Spain and in other parts of the world many great cures have been withnessed in cases of people who for a long time had been suffering, who had been covered with crude sores, and who undergone severe pain. This illness is one of the most hopeless and most painful in the world. This is widely known by those who have suffered from this plague, and they, better than anyone else, from their experience can testify. People who have been spared this experience by God are shocked by it. For the Indians, it is not so excruciatingly painful or dangerous as it is for the Spaniards and others who live in cold climates. In the past the Indians cured themselves by means of this tree. The cure consists of keeping a special diet and **drinking the water prepared by cooking this wood in it.** The diet is important and indispensable. There is little need here to express the manner in which this remedy is applied since it is now common knowledge how to use this wood; moreover,

menos los pinos de tierra de Cuencia, é aun todos los otros de España, en número. Es árbol aqueste muy excelente, é innumerables veces experimentado, assí en estas partes como en Europa, é donde de acá se ha llevado para esta temerosa enfermedad de las buas: (la cual en Italia, como en otra parte he dicho, llaman el mal francés, y en Francia el mal de Nápoles); y en España y en otras partes del mundo se han visto muy grandes curas que ha hecho este árbol en hombres que de mucho tiempo estaban tollidos é hechos pedasos de muy crudas llagas, y con extremados dolores. Y es esta una enfermedad de las más desesperadas é notables é trabajosas del mundo, segundo es notorio á los que desta plaga son tocados, é mejor pueden por su experiencia los tales testificar della; é á los que Dios por su clemencia ha librado de semejante dolor, es espantable tal passión. Entre los indios no es tan recia dolencia ni tan peligrosa, como en España y en las tierras frías; antes estos indios fácilmente se curan con este árbol. La qual cura es subjecta á mucha dieta é á beber del agua que hacen, cociendo este palo en ella, sin la qual dieta él no aprovecha, antes daña. Poca nescessidad hay que aquí se expresse la manera de cómo este remedio se exercita, porque es ya muy notoria é común

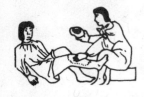

whoever talks about this wood from St. John's island can say more than I can. Everyone prepares it in the same way and uses it in the same way. People have the desterity both here and in Spain in the use of this remedy. Let it be advised that the wood must be as fresh as possible in lands outside the Indies, since in the Indies it can be cut down in the country daily. In Spain and in other places outside the Indies, the wood employed must be very thick since it takes longer to dry. Here, however, wood of the thinnest quality is used since the more effective it is.

The Indians are cured of this malady just as in Spain people are cured of the mange. It does not cause much worry since it is quite common. On that island, the guayacán from the little isle called Beata, on its coast or near it, is famous and there is much to choose from. This tree, having a spotted bark with different shades of green and brown, looks like a spotted golden horse. The leaves are like those of the madroño, but they are smaller and greener and produce small things as fruit, which look like two lupines held together at the edge. It is very strong wood and has an almost black-brown heart.

It is useful for many things, such as the spokes of the wheels of

cosa saber usar deste palo, é también porque donde se dixere del palo sancto de la isla de San Juan, se dirá más largo, pues lo uno é lo otro se cuece de una manera é lo toman de la misma forma. Y están tan diestros ya en España, como acá, para aprovecharse deste remedio; pero es de tener aviso en que procure que el palo sea fresco, quanto más pudiere serlo. Digo fuera de las Indias, porque en ellas cada día se puede aver é cortar del campo; mas en España é fuera destas partes han de buscar el más grueso, porque se seca más tarde é acá se ha de procurar el más delgado, porque esté más tierno é purgativo. Cúranse deste mal tan fácilmente los indios, como en España de una sarna, en menos le tiene, y esles muy común. En aquesta isla es famoso el guayacán que se trae de una isleta que llaman la Beata, que está en la costa desta isla é cerca della, é otros quieren otro, é como les place, lo escogen. Tiene este árbol la cortesa toda manchada de verde, é mas verde é pardillo color, como suelen estar ó parescer un caballo overo dotado. La hoja dél es semejante á la del madroño; pero esta es menor é mas verde, y echa unas cosas amarillas por fructo, que parescen como si dos altramuces juntos el uno al otro estuviessen asidos por los cantos. Es madero muy fortíssimo é

sugarmills and other things. However, the principal use of
this tree is to cure buboes. The manner of its use can be found
in the place where *lignum vitae* was mentioned. Here I shall
indicate another prescription according to my own experience. I must ask pardon for not mentioning this one previously,
but here it is. Small splinters of this wood are taken. Some
people cut them very fine. In two or more *acumbres* of water
with a half-pound of wood it is cooked until two parts dimin-
ish. It is taken off the fire and allowed to settle. The patient
then drinks a large cup of this water before breakfast in the
morning for twenty or thirty days if he really wants to get
better. During that time, the patient keeps to his diet, eating
neither meat nor fish but raisins and other dried things, i.e.,
the minumum to sustain health, and a piece of pastry.
During the day, he must drink more water in which
guayacan has been boiled. In this way I have seen several sick
people without sores get well. These persons must confine
themselves to a place protected from drafts when they are
under treatment. Even for a few days after the period of treatment is up they must not insist on going out frequently without proper covering. I do not describe all this in detail. I wri-

pesado mucho, é tiene el corason quassi negro sobre pardo; é
demás de sus virtudes sírvense dél muchas cosas, assí como en
los dentellones de las ruedas de los ingenios é trapiches de
asucar y en otras cosas. Mas porque la principal virtud deste
madero es curar el mal de las buas, é dixe que la forma de
cómo se toma lo diría donde se hable del palo sancto, diré aquí
otra recepta, segund lo he visto acá usar, puesto que de suso
me pensé escusar de hablar de la cura; y es assí. Toman astillas
delgadas deste palo, é algunos le hacen picar menudo, y en
cantidad de dos acumbres de agua echa media libra del palo o
algo más, é cuece hasta que mengua las dos partes, é quítanlo
de fuego é repósase; é después bebe el paciente una escudilla
de aquella agua por la mañana en ayunas veynte ó treynta
dias; pero de veynte abajo no ha de dexar de beber esta agua
(el que quiere quedar bien curado). Y en aquel tiempo guarda
mucha dieta, é no come carne ni pescado, sino passas é cosas
secas e pocas cantidad, salvo solamente lo que baste á sustentar, y algun rosquete de vizcocho; y entre día han de beber de
otra agua cocida con el mismo guayacán. E desta manera he
yo visto sanar á algunos enfermos, pero sin llagas: é han de
estar en lugar muy guardado de todo ayre en tanto que se

te from my experience here where the wood is fresh. Patients in other places cannot follow these indications for this land is quite different from Europe, where the greatest care must be taken to keep the patient free from drafts.

Even more care to stay out of drafts which are thinner in cold climates is in order. The sick person must not leave his well-protected bedroom for any reason but must stay there well-wrapped up in warm clothing. In my opinion, sick people in Spain using this cure must take care of themselves and must be guard about what I say about not getting into drafts and about keeping their diet. In any case, this remedy is so common all over nowadays that men are desterous in the way they apply it. Let me say that this is not the only remedy used by the Indians to cure and make well. They are great experts with herbs and are familiar with many herbs which they use for this and many other sicknesses.

It has been found that this disease is contagious and it is transmitted in many ways, e.g., by wearing the clothing of a person who has this disease, by eating and drinking in his company or from the plates and cups which are used by the sick, or by having excessive sexual intercourse with a woman

toma esta agua, aun algunos días después no se ha de alagar en salir mucho á partes desabrigadas: ni tampoco lo que para esto conviene no lo digo tan particularmente, como toman este palo ó agua dél algunos, sino como yo le he visto acá hacer donde es más fresco el árbol. El que tuviere nescessidad no se cure por lo que yo aquí digo; porque esta tierra es muy diferente de la de Europa, é acá es menester grandísima diligencia para se guardar del ayre el enfermo de tal passión; é mucho mayor cuydado debe de aver en su esconder de los ayres, donde son más delgados é sotilees é la tierra fría. Y no debe el enfermo salir por ningún caso de una cámara muy guardada de todas partes é abrigada; é á mi parescer el que en España se oviere de curar con este palo, ha de guardarse, y estar mucho sobre aviso, assí en lo que digo que no le dé ayre, como en la dieta. Pero ya es tan usado este trabaxo en tantas partes, que están los hombres diestros en la manera que se ha de tener, para usar deste remedio. Y no es aqueste solo con el que los indios sanan é se curan; porque son muy grandes hervolarios é conoscen muchas hiervas, é tiénenlas experimentadas para esto é para otras muchas dolencias.

Está averiguando que este mal es contagioso, é que se pega de

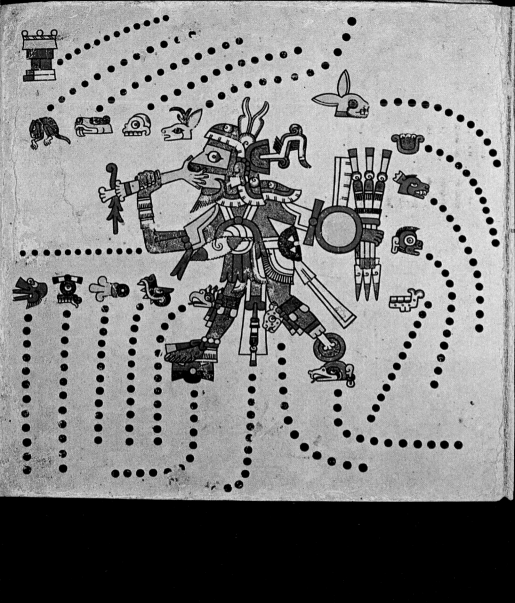

suffering from this disease or, in the case of a woman, with a man suspected of having this disease. They become other Saint Lazaruses, full of sores and eaten away by cancer. In these parts of the Indies, few Christians, very few indeed, have managed to escape from this devastating affliction; I refer to those who have had sexual intercourse with native women of this generation in the Indies. In truth, this plague is proper to this place; it is very common among Indian men and women as other diseases are common to other places. At times, I have seen Indians, especially on the mainland, who, feeling sick of this disease, but suspecting little, continue drinking this water prepared with wood and stop sexual relations with women for many days since they say that the women are responsible for causing and spreading this pain and illness, especially in the province of Nicaragua, where excellent *guayacan* grows, in the province of Nagrado and in other parts of that land.

muchas maneras, assí en usar las ropas del que está enfermo de aquesta passión, como en el comer é beber en su compañía ó en los platos é tasas con que el doliente come ó bebe; y mucho más aviendo excesso carnal con alguna muger enferma deste mal, o la muger sana con el hombre que estuviere tocado de tal sospecha: tórnarse las personas de Sanct Lázaro, é gaphos, é cómense de cáncer. Y en estas partes é Indias pocos chripstianos, é muy pocos digo, son los que han escapado deste trabajoso mal que haya tenido participación carnal con las mugeres naturales desta generación de Indias; porque á la verdad es propia plaga desta tierra, é tan usada á los indios é indias como en otras partes otras comunes enfermedades. Pero yo he visto algunas veces á indios, en especial en la Tierra Firme, que en sintiéndose mal de aquesta enfermedad, con poca sospecha della, luego continúan á beber del agua cocida con este palo, é á guardarse del uso de las mugeres por muchos días; porque dicen ellos que ellas son las que tienen cargo de repartir é comunicar este dolor y enfermedad, y en especial en la provincia de Nicaragua, donde hay muy excelente guayacana, assí en la provincia de Nagrando, como en otras partes de aquella tierra.

¹ Buboes is a disease characterized by an inflamed swelling of the lymphatic glands in the areas of the armpits or groin.

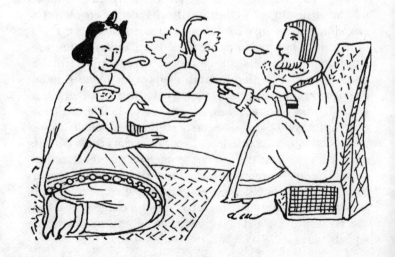

XVII. The Tree Called Balsam, which is Found on the Island of Hispaniola, where the Liquid of the Same Name was First Produced

There are in many places on this island some trees from which the liquid which is called balsam here is produced. It is not really balsam, but it still is an excellent medicine. These trees are not beautiful to look at. They look like the pear trees of Castille in height and size; however, the leaves do not look like those of the Castillian pear tree but the pomegranate trees although the leaves of the balsam are thinner. This tree has one trunk, and sometimes two, three or more are together like fig trees, pomegranate trees, and others in other places. The trunks and branches seem dry when one looks at them, but they have fresh green leaves which do not produce cones if the branches do not grow straight. The Indians call this tree *goacanax* since it looks like burning candle wood when it burns very finely. The Indians go night fishing with firebrands of this wood. If one slices this wood, it smells nice; the Indians, on the other hand, hate the smell.

There is a great quantity of these trees in the mountains and

XVII. Del Arbol del Balsamo que Llaman en Esta Isla Española donde Aqueste Licor se ha Hecho Primero que en Otra Parte Alguna.

Hay en esta isla en muchas partes unos árboles de que se hace este licor que acá llaman bálsamo, puesto que no lo es, ni deja de ser excelente medicina. Estos árboles no son de linda vista, é quieren parescer algo á los perales de Castilla, es la grandesa ó tamaño de la altura; mas la hoja no es assí sino como la que tienen los granados, pero muy más delgada. Tiene este árbol un pié é á veces dos é tres é más juntos, como en algunas partes las higueras é granados é otros árboles, é los troncos é ramas paresce á la vista que están secos, pero las hojas verdes é frescas; é no se encopa sino suben derechas las ramas. E los indios le llaman á este árbol goacanax, y es assí como thea en la alumbrar: é porque arde muy de grado, van los indios de noche á pescar con tisones desta leña, y en rajándole, huele bien, pero no á los indios: antes les aborresce su olor.

Hay mucha cantidad por los montes é boscajes destas islas y de Tierra-Firme destos árboles, é no son menos que en España las encinas ó pinos, en número. Este secreto deste licor que acá

forests of these islands and on the mainland. They are not fewer in number than the oaks and pines in Spain. The secret of the liquid which is called balsam in these parts (without really being balsam) was published by Anton de Villasancta, a neighbor who went from this city of Santo Domingo. He, according to what I and others have heard, obtained it and learned about it from his wife, who is a native Indian of this isle. Others say that he who first taught others about this liquid was an Italian doctor and great philosopher who traveled here in the year 1515. I met him in thís city. His name was Codro, who later died on the mainland of the coast of the Antartic Ocean near the islands of Corobaro and the port of Punuba.

He was truly a learned and humane person, wise and experienced in natural things. Having traveled through many parts of the world, he was attracted by the desire to see the Indies, where he died. Whoever it was who first obtained this wood, he who enjoyed the fruits of the news was the aforementioned Anton de Villasancta, whom the imperial majesty of the Emperor-King, our lord, rewarded him. Getting back to the point, let me say that there are now many people on

llaman bálsamo, sin lo ser é que se hace del árbol que he dicho se publicó por parte de Antón de Villasancta, vecino que fué de esta cibdad de Sancto Domingo, el qual segund yo he oydo decir á algunas personas, lo alcansó é supo de su muger que es india é natural de aquesta isla. E otros dicen que el que aqueste licor enseñó fué un médico, gran philósofo italiano, que passó á estas partes el año de mill é quinientos é quince. Yo le conocí é ví en esta cibdad, llamado Codro, el qual después murió en Tierra-Firme, en la costa de la mar austral, acerca de las islas de Corobaro é del Puerto de Punuba; hombre en la verdad de grandes letras, de humanidad é muy sabio y experimentado en cosas naturales, é que avía andado mucha parte del mundo, y el deseo de ver estas Indias le truxo á morir en ellas. Pero sea el inqualquiera que haya seydo: que el que lo publicó e gosó del interese primero, fué este Antón de Villasancta, al qual la Cesárea Magestad del Emperador Rey, nuestro señor, hizo mercedes por ello. Tornando, pues, á lo que hace el caso, digo que hay ya muchos hombres en esta isla que saben hacer este bálsamo, el quel segund algunos afirman se hacen de troncos pequeños destos tales árboles, que cocidos en agua, sale dellos un licor como aceyte ó más espesso, de

this island who know how to make this balsam. Some say that it is made from small trunks of trees.

The trunks are cooked in water, and a liquid like oil, only thicker and of the color of clear syrup, comes out. It is used for fresh wound caused by knives or lances or any other recent wounds because it immediately stops the flow of blood. There has not been seen or known any other medicinal substance which closes or heals wounds so quickly. There are examples of many cures of great and mortal wounds with this balsam; they were cured well and briefly; moreover, the pain from these wounds was lessened. Many affirm that it is also useful for other great and serious maladies which are usually considered incurable. In any case, I refer to those who have experienced the cure. I have not seen it used or practiced personally; however, I have heard great praise of this balsam and its effects from those who *have* used it.

On the other hand, I have heard others curse it, saying that it is dangerous when one does not know how to apply it, especially in the case of fresh wounds, which heal rapidly, and by so doing require much care. There is no wonder that this is so. Take the case of one eating too much bread or drinking

color de arrope claro: é usan dél para las heridas frescas é cuchilladas ó lancada, ó cualquier otra herida reciente, porque de inmediato restaña la sangre, y no se ha visto, ni se sabe otra cosa medicinal que tan presto suelde é cierre la llaga. Y hánse visto muy grandes experiencias deste bálsamo en heridas muy grandes y mortales, y hálas sanado y curado muy bien é brevemente, é mitiga el dolor de las tales heridas. E afirman muchos que aprovecha á otras grandes é graves enfermedades, de las que se suelen tener por incurables. Pero en esto yo me remito á los que lo han experimentado, porque yo no lo he visto usar ni exercer; mas á muchos que lo han probado he oydo grandes loores deste bálsamo é de sus operaciones.

También he oydo á otros blasfemarlo é decir que es peligroso donde no se sabe aplicar, en especial en aquello que tiene más excelencia, que es lo de las heridas frescas, porque sueldan muy presto, y en el cerrar de la llaga ó herida quiere mucho tiento, é no me maravillo que esto sea assí. Porque tanto pan puede comer uno que le haga mal provecho: é tanto vino puede beber un hombre que se embriague é adolezca; mas tomando templadamente estas cosas, sustentan la vida. De manera que los extremos todos son dañosos é no carescen de vicio é

too much wine. Instead of nourishing, they cause pain or drunkenness. If one, however, takes things with moderation, he sustains his life. All extremes are bad and full of vice. All that refers to medicine requires much experience, especially in things which are new to men and unexperimented. It is not good to experiment with novel remedies on complicated illnesses. Not all physicians understand maladies in only one way, nor do they want to cure so rapidly as they could or would like to. At times they do, but then the patient may be reluctant to follow his instructions. The ordinary opinion of the common people is that balsam is a very useful liquid, and this is quite certain if one knows how to use it. Others know of another process of using water in which this wood has been cooked, which is good for humors and sicknesses caused by the cold. I do not wish to expound more on this water or that prepared with balsam. There are many others here who from their experience can speak at greater length about this subject. It is even prohibited. This Villasancta made everyone understand in Spain that he was giving his Majesty a great treasure with this balsam and under great pain it was prohibited to talk about it. He died, however, without fulfilling his promise. I merely

todo lo que es medicinal requiere mucha experiencia, en especial en cosas que nuevamente vienen á noticia de los hombres é que son poco usadas: quanto más que las complisiones no son unas para probar los remedios que há poco tiempo que se usan, ni todos los médicos entienden de una forma las dolencias, ni quieren sanar tan presto, como podrían algunas veces, é quando querrían, no son á tiempo sus consejos que aprovecha. Harto es que se tiene por cierto en la común opinión del vulgo que es muy provechoso licor este bálsamo, si dél saben usar.

Sácase assi mismo deste palo cierta agua por otro cocimiento que acá saben algunos, que es muy apropriada á todos lo humores é males, causados de frialdad. Pero desta agua ni del bálsamo yo no me quiero extender á más; pues hay aqui muchos que por experiencia pueden hablar más largo de ello, y porque está prohibido que ninguno lo haga; porque este Villasancta dió á entender en España que daría á su Magestad un gran tesoro con este bálsamo, y está mandado so graves penas, que ninguno lo haga, é aqueste se murió, sin complirlo lo que prometió. Pero yo digo lo que es público: é quanto al tesoro que avia de dar, no se efetuó. En verdad, si mi parescer se to-

mention what is public knowledge. As far as the treasure is concerned, it never came to light. Truly, in my opinion, His Majesty should not order an interdict in this matter because of the great possible benefits involved for those who have need of them. For the King there are surely other more important matters for the increase of his revenues.

These things of medicine are doubtful, in opinion. I would like to quote Pliny's words about medicine and its secrets. Calamite or magnetic stone attracts iron and release it or lets it go or rejects it with garlic. Goat's blood breaks a diamond, an action which no other force can do. At the end of the prologue of Book XXI, the same author says that nature has not produced anything without an occult cause. This should not be surprising since our everyday experience teaches us so. Before the need arises, things are disdained, but once it has arisen, some things relieve pain, others lessen heat, and still others slake thirst. In this way the sick person receives a remedy which strengthens the person and repairs his life. Who has discovered such unknown secrets like those which Pliny mentions, e.g., the marvelous and excellent stone with such great properties as calamite, without which mariners are as good as blind

masse, ni su Magestad pornía tal entredicho en cosa, de que tanto bien podria resultar, ni dexaria de mandar lo hacer á quantos quisiessen, é despues repartirlo por todos lo que lo oviessen menester; pues que para el rey no pueden faltar otros intereses mayores para el acrescentamiento de sus rentas.

Estas cosas de medecina todas son dubdosas para mi opinión. Con todo, quiero arrimarme á lo que dice Plinio de la medecina y de los secretos della. La calamita ó piedra yman tira á si el hierro é por el ajo lo suelta ó pierde ó desecha. La sangre del cabrón rompe el diamante, el qual de ninguna otra fuersa puede ser vencido. Y en el fin del prólogo del libro XXI dice el mismo auctor, que la natura ninguna cosa ha producido sin alguna oculta causa. Y esto se debe assi creer por lo que cada día se ve de las cosas experimentadas; porque muchas dellas que poco antes que venga la nescessidad se desprecian, quando aquella llega, unas quitan el dolor, las otras mitigan el calor, é otras corrigen la sed; é assi al propóssito ponen tal remedio en el enfermo, que esfuersan la persona é reparan la vida. ¿Quién halló tan incónitos secretos, como los que de suso apunté de Plinio, que de una piedra tan maravillosa y excelente ó de tantas propiedades, como tiene la calamita (sin la

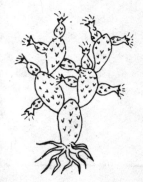

men who need a guide or a base thing like garlic, which can produce force? Who has come upon such great admiration of the secret of occult properties of nature in seeing the blood of a base animal like the goat break the most precious and impregnable fortress of the diamond, which neither fire nor anything else can break? I suspect that these things were discovered by chance or by divine intervention. I am of the opinion in the case of balsam (which really is not balsam) that people still need more experience in using it for cures, i.e., they must know when to use more or less of it according to the case. It can do what camomile does. It is used as a laxative here. It does some people good and others bad.

Take the case of a tailor who, before he learns his trade, breaks and loses many needles, and what is worse, he destroys garments and the case of a man of arms before he becomes skillful, who falls often and loses and breaks many lances. However, the tailor pays for what he rips or destroys and the soldier learns at his own risk, but a doctor, before he learns how to cure well and has the right to call himself a master, his havoc is worse than that of a pestilence. If someone strikes another, justice balances this injury and others by

qual los marineros no son más quel ciego, á quien falta quien le adiestre), una cosa tan vil, como un ajo, le haga fuersa? ¿Quién topó tan grande admiración é secreto de tan escondida propriedad de natura, que acertó á experimentar la sangre de tan vil animal como el cabrón, para que rompiese tan presciosa y constantíssima fortalesa, como la del diamante, al qual el fuego no quebranta ni otro elemento empece? Todas estas cosas sospecho yo que se acertaron á entender acaso, é por dispensación de arriba é con el tiempo. E assi soy de opinión que en este que llaman bálsamo (é no lo es, sino algun licor bueno) que falta mucha parte de la experiencia á los que con él han de curar, é aquesta se ha de aprender también acaso, porque en dar más o menos en la cantidad, ó en la calidad, conque topa donde ha de obrar, podrá hacer lo que hacen las mansanillas, con que se purgan algunos en estas partes, que á unos hancen provecho é á otros mucho daño.

En fin yo hallo que un sastre, antes que aprenda el oficio, quiebra é pierde muchas agujas, é lo que peor es, extraga algunas ropas: é un hombre de armas, antes que sea diestro, da muchas caydas é pierde muchas lansas é otras rompe de través. Pero el sastre pago lo que hurta ó extraga, y el hombre de ar-

having the aggressor's hand cut off or by having him undergo another punishment as a warning lesson; however, medicine, unlike justice, is blind and her rigor is not feared, for although physicians or surgeons kill people, they suffer no penalty, nor do they forfeit their fees. I have spent much time talking about this tree, which is called artificial balsam in these parts. More can be said about it according to my sources of information and according to what I have seen of its effects, both positive and negative. In any case, I do not wish anyone to claim a cure on the basis of my words, nor do I desire the praise that I am a man of medicine, for I have not studied it, nor is medicine my profession or trade but theirs who earn their living by experimenting in curing or killing. Pliny and other writers have written much about true balsam, but there is no need to mention that here since the effects of true balsam are appropiate for other different things than those cured by artificial balsam.

mas aprende con su peligro propio; mas un médico, antes que sepa curar é se pueda decir maestro, es peor que una pestilencia: é si un hombre da una bofetada á otro, mándanle cortar la mano ó dar otro castigo de escarmiento y la justicia iguala essas y otras injurias. Pero en la medecina está ciega é su rigor no se teme, pues que un médico ó cirujano, aunque mate á muchos no tienen pena ni les dexan otros de dar dinero. Yo me he detenido algo en esto deste árbol, de que se hace este que ·acá llaman bálsamo artificial, é más pudiera decir dél, segund me han informado, é aun segund lo que yo he visto de sus efectos á pró é á contra; pero no quiero que nadie se cure por mis palabras, ni desseo tal crédito en medecina, pues que no la estudié ni es mi professión ni exercicio, sino de los que viven, probando á curar ó á matar. Del bálsamo verdadero, Plinio é otros auctores mucho han escripto, é no hay nescessidad aqui de hablar dél, pues los efectos del buen bálsamo son apropriados á otras cosas muy apartadas de las que con este licor artificial se curan ó quieren algunos curar.

XVIII. The Manzanilla olive tree, which bears hazel-nuts, which are used as laxatives

It seems like an obvious contradiction to call this tree "manzanilla olive" and its fruit "hazel nut", for the names have no relation, but this is due to an error of the common people.
Since the first Christians who came came here called them manzanilla olive trees, this unsuitable name has stuck. To obtain hazel nuts, one must first take off the shell. Getting at the truth of the matter, I think that it is not a tree but a plant, and the greatest of its kind is approximately 14 or 15 palm-measures in height. It is catalogued among bushes according to the desires of our herb and spice specialist. This plant is what is prescribed here by doctors of medicine and Christian herbolists. The tree produces leaves which look somewhat like those of hemp, but they are bigger and fresher. Between the leaves, threads sprout like those of fennel, where it produces red seeds. Round buds are formed, and for this reason, they are called manzanilla olive trees. These buds are divided and covered with a light, thin shell within which are white seeds, three or four in each bud, which are like white hazel

XVIII. De los Mançanillos, de las avellanas para purgar.

Paresce cosa de notoria contradición llamar á este árbol mansanillo é llevar avellanas, pues que no consuenan el árbol su nombre con la fructa; pero estos son errores de vulgo. Y como los chripstianos primeros que á estas partes passaron los llamaron mansanillos, hánse quedado con el nombre impropio, é dan avellanas, después de mondados. Pero hablando mas á lo cierto, yo no lo tengo por árbol, sino por planta; y el mayor dellos es de alto catorce ó quince palmos, poco mas ó menos. Nómbrase entre los arbustos ben, segun quieren nuestros boticarios ó especieros; y este es el que acá le dan los doctores de medicina y hervolarios chripstianos. Echan unas hojas que quieren parescer algo á las del cáñamo, pero mayores y más frescas; y entrellas echan unos fluecos como el hinojo, donde echan la simiente, pero colorados, y en aquellos hacen unos capullos redondos, y por esto los llamaron mansanillos. Pero estos capullos están divididos é cubiertos con una ligera ó delgada cáscara, dentro de las quales están unas pepitas blancas, tres ó quatro en cada capullo, las quales en el sabor é blancor

nuts in taste and color; they are even greater in the effect which I shall now relate. They are not effective for all stomachs. I know this since I saw a lady of this city use it as a laxative, which it is considered to be, without effect, and although she ate 9 hazel nuts, she swears that no movements were produced in her stomach. She herself swears to this. In Valladolid in the year 1513, I met a man, one Juan de la Vega, who went there in 1513 on business to see the Catholic king. He was an inspector on the island of Cuba and came here first as an admiral in 1493. Since he was one of the first settlers, he had a lot of experience with this fruit and others. He took these hazel nuts since he found good results with them whenever he had need of a laxative. Whoever received one of these hazel nuts from him considered it as a precious gift. There was a case of a young man, his nephew or someone in his family, in pain, whom he wanted to bring here to give him a laxative. He was given half of a hazel nut, and this cleansed him so thoroughly that he had no guts left inside, and within 24 hours or less he died. I saw Juan de la Vega weep for his nephew because of what he had learned and experienced of these hazel nuts.

son como buenas avellanas, é aun mejores; pero en las obras son las que agora diré. Ellas no son para todos los estómagos porque yo ví en esta cibdad una dueña que se purgó ó á lo menos quisiérasse purgar, con esta fructa é no pudo, aunque se comió nueve avellanas destas, é ninguna mudansa hiso su vientre é assi se lo oy jurar á la misma. Digo más, que vía en Valladolid, año de mill é quinientos y trece, que avia ydo á negociar con el Rey Cathólico, un Johan de la Vega, veedor que fue en esta isla de Cuba, el qual vino á estas partes con el almirante primero, año de mill é quatrocientos é noventa y tres; é como era de los primeros pobladores, tenia bien experimentada esta fructa en sí y en otros, é avia llevado destas avellanas, porque decia que se hallaba él muy bien con ellas, quando tenia nescesidad de se purgar: é á quien él daba alguna dellas era como si le presentara una cosa muy presciosa. Ofrescióse que adoleció alli un mancebo su sobrino ó pariente, que él queria traer acá, é para le purgar, le dió la mitad de una destas avellanas, é vacióle de tal manera que no le quedaron tripas en el vientre, é dentro de veynte horas ó menos, se murió. Al qual Johan de la Vega yo ví llorar el sobrino é lo que avia aprendido ó experimentado destas avellanas.

I mean to infer here what I said in the previous chapter. I mean that in the case of some stomachs and of some people, these hazel nuts have no effect, and in the case of others, they have great effect, but in other cases, the reaction of these nuts is so extreme that they kill the patients or cause such corruption that they bring them close to death. I have even seen cases in which this laxative has moderate results and is very useful, but, in any case, since this medicine is violent, much precaution must be taken before it is applied. For his reason, those who eat these hazel nuts must eat a good hen until they are full and later, after an hour or so, they take a hazel nut or half of one. This laxative or this manner of using the laxative men have learned from the Indians. For this reason, people grow these plants in their orchards or on their property. Even today in this city there are many such plants in the houses of the Christians; in my house, however, as long as I live, there shall never be any because in the year 1520, when I took my wife and children to the mainland whence I had gone for them, I passed through this city, and at an inn where I stayed there was in a corral some manzanilla olive trees, and since children are gluttonous and eat everything they find, my old-

Quiero inferir lo que signifiqué dellas en el capítulo antes deste, é digo que á algunos estómagos ó personas no empecen ni aun los mueven estas avellanas, é á otros hacen purgar tanto que los matan ó les causan tanta corrupción que los ponen al cabo de la vida. Y también he visto á otros muchos purgar moderadamente, é les hacen mucho provecho; mas por que esta medicina es violenta, ha de aver mucho tiento é consideración en usar de ella, é por tanto los que toman estas avellanas cenan primero una buena gallina é se hartan é después desde á una hora ó mas toman una avellana ó medio, segund á cada uno paresce que le convien. En fin esta purga ó forma de se purgar los hombres se aprendió de los indios, é para este efecto ponen en sus huertos y heredades estas plantas, é aun hoy en esta cibdad las hay en muchas casas de chripstianos. Pero en la mia en mis dias no la avrá, porque el año de mill é quinientos é veynte, llevando á mi muger é hijos á Tierra-Firme (desde donde avia ydo por ellos), passé por esta cibdad, y en una possada, donde estuve avia en un corral unos mansanillos destos: é como los niños son golosos é comen todo lo que hallan, y el mayor dellos no avia once años, comieron quantas pudieron ellos alcansar destas avellanas ó hallaron caydas

est child, being less than 11 years old, and the others ate some hazel nuts which they could reach or which they found on the ground (When these nuts are ripe, the stalks to which the nuts are attached easily break and the nuts fall to the ground. These nuts take two or three years to fall). Shortly after, the children felt the effects of these nuts, so much so that they fell to the ground and looked dead. I was in such a state that I thought that they would die and I would be left without children, but God took mercy on them since He has given us oil to induce vomiting and other remedies. By means of these things, they were helped at once. Our Lord willed them to escape death, and so they survived, worn-out and thin for a few days.

To conclude, at the beginning, when Christians began experimenting on themselves with hazel nuts, they had to determine the amount that their stomachs could take. It succeeded in some cases but failed in others. Our own doctors were not familiar with them, nor did they know how to use them. Today many people ask for them and esteem them. People in Spain even send for them.

(porque después que están maduras, fácilmente se rompen aquellos palillos ó pesones de que están asidas é caen en tierra, puesto que las avellanas se sostienen dos o tres años sin se romper). E desde á poco comensaron los muchachos á purgar tanto que cayeron en tierra desmayados é como muertos, é aun assi crey yo que me avia quedado sin hijos é que no vivieran: é fueron socorridos de Dios, é dióseles aceyte, para vomitar, é otros remedios con que presto fueron ayudados, é quiso nuestro Señor que escaparan, é no poco fatigados y flacos para algunos días.

Dando conclusión á esta materia, digo que en los principios que estas avellanas comensaron los chripstianos á probar y experimentar en sus personas, hasta acertar á medir sus estómagos con la cantidad que avian de tomar desta fructa, ovo hartos burlados é otros aprovechados, porque nuestros médicos no las conoscian ni las sabian aplicar. Agora ya muchos las piden é las prescian, é aun desde España envian por ellas.

XIX. The Plant or Tree Called Goaconax by the Indians and Balsam by the Christians, from Which Artificial Balsam is Made for Wounds and Other Illnesses. The Manner in Which This Liquid Called Balsam is Made in the Indies

In the previous book in the third chapter, mention was made of artificial balsam, which is made here in the Indies from the *goaconax* tree, which was discovered by Antonio de Villa-sancta, whom I knew and who died a short time ago. Others say that the discoverer was Codro, the Italian philosopher whom I also knew and who died here. Besides this balsam, there is another kind of plant also called balsam, whether either is or not is another question. The second liquid, what-ever it is, is considered better than the first since it has been found extremely useful for different sicknesses, especial-ly for humors and illnesses which result from coldness. This liquid is made in the following way. *Goaconax* is a plant which grows naturally without the aid of man, and on this island and elsewhere there are a great number of these trees. It grows to such an extent that it looks like a tree of 1 ½ estados,

XIX. De la planta o árbol que los indios llaman goa-conax y los chripstianos le llaman bálsamo, del cual se hace el bálsamo artificial para las heridas e para otras enfermedades; e decirse ha de que manera se hace aquel licor que en esas Indias llaman bálsamo.

En el libro precedente, en el tercer capítulo, se dixo del bálsa-mo artificial que en estas Indias se hace del árbol *goaconax*, el qual fué hallado por Antonio de Villasancta, que yo conoscí (é poco tiempo há que murió): otros dicen quel que esto enseñó fué Codro, philósopho italiano, que yo conoscí é murió en estas partes.

E allende desse bálsamo hay otro que también le dicen bálsa-mo, sin que uno ni el otro lo sea; y el segundo licor (ó lo que es) se tiene por tan bueno ó mejor que el primero; porque á mu-chas personas en diversas passiones que se ha experimentado ha seydo utilíssimo, en especial á los humores frios é passiones que de frialdad proceden: del qual licor, hablando mas parti-cularmente, digo que se hace desta manera. Esta es una planta que nasce de sí mesma sin industria de los hombres, é de que hay mucha cantidad en esta isla é en otras partes, é cresce has-

which is a man's height, or almost 2 *estados*. The fattest is the size of a thumb and is of brown color.

The leaves are green, and they are thick and wide. Inside they are greener than on the back. I call the back the part which gives prominence to the nerve, which goes through the middle of the leaf, extending from the stem to the highest part. The stem is not green but almost red, and the leaves on various parts are a blend of red and purple. The fruit produced are clusters of grapes as long as an outstretched hand. Each grape or grain is the size of a chickpea. The grapes are thin and separate as the grapes of wild vines are.

These grains are green in one part and red in another, or somewhat red, as I have said like the color of the stems of the leaves. When they are ripening, they seem to redden, and later they become almost purple. The clusters of grapes or grains of the tree called *goaconax* are the same, and there is little difference between one and the other. In any case, let us return to the second kind of balsam, which is not a tree but a plant.

The new sprouts of this plant are taken and even some of the clusters of its fruit, and pieces are made from the stems, and they are put into a kettle whose capacity is about 4 arrobas.

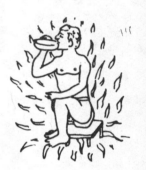

ta parescer árbol de estado é medio de altura de un hombre ó quassi tanto como dos estados (dos astiles ó varas), é el más gordo es como el dedo pulgar, é de color pardo. Las hojas son verde é gruesas é anchas, é por de dentro son más verdes que por las espaldas. Llamo yo las espaldas á la parte que tiene levantado ó mas relevado el nervio que va por la mitad de la hoja desde el peson á lo mas alto della. El qual peson no es verde, sino quassi colorado, é las hojas en algunas partes dellos están matisadas de una roxeza ó color que tira á un roxo morado. La fructa que echa son racimos de la longitud de la mano, extendidos los dedos, é llenos de uvas, é cada uva ó grano tamaño como un garbanso, é ralos é no tan juntos como son los granos de las uvas de las parras salvajes.

Estos granos están verdes é en alguna parte colorados ó algo roxos, como he dicho, ques la color de los pesones de las hojas é quando maduran, se van mas colorando, é después de bien maduros, están en partes quassi morados escuros, é assi son también los racimos de uvas ó granos del árbol dicho goaconax é en el fructo poca diferencia hay de lo uno á lo otro. Pero volvamos al segundo bálsamo, que no es árbol, sino planta.

Toman el cogollo desta planta, é aun algunos de los racimos

The kettle is filled halfway with these sprouts and clusters and the other half with very good water. The mixture is then cooked until half is evaporated. When the kettle is taken off the fire and the stems are taken out, another bunch of stems and mashed clusters already prepared are taken and thrown into the same water with a little more added to make up for the evaporated part. In other words, at the beginning entire stems which do not undergo the mashing process are thrown into the kettle in the quantity of about 4 arrobas. The second batch is put in mashed. One arroba of fresh water is added to the two which remained after the first cooking process. The fire is applied again, and the mixture is cooked until it is thick like honey or syrup. When it is in this state, it is taken off the fire and allowed to stand. It is then strained through a sieve of strings which are not very thin.

The dregs are taken away, and the remaining liquid is artificial balsam. The clean part is kept in bottles or vials. Sores and lacerations are treated with it. If there is no flesh left on the sore, this medicine coagulates the blood and cures the sores marvelously. Some people say that the best *goaconax* balsam is found in these parts. It has been used in many cures.

de su fructa, é hacen trosos aquellos tallos é pónenlos á cocer en una caldera que quepa quatro arrobas é esté hasta la mitad llena destos cogollos é racimos, é hinchen la caldera de muy buena agua, é pónenla assi á cocer, é cuece hasta que ha menguado la mitad; é después apartar la caldera del fuego é sacan aquellos tallos, é toman ó tienen ya aparejados otros tantos tallos é racimos majados é échanlos en aquella agua, é acrescientan otra tanta, como la mitad que avie menguado la primera vez que se coció. Quiere decir que, pues al principio con los tallos enteros é sin majarlos se echaron quatro arrobas, que con los segundos, quepan de entrar majados, se acresciente una arroba de agua fresca sobre las dos que quedaron del primero cocimiento, é se torne al fuego é cuesa hasta que se espese é se torne como arrope ó miel; é estando assi se ha de quitar del fuego é dexarlo assentar, é después cuélanlo por un cedaso de cerdas no muy ralo, porque el orijo se quite, é quede líquido el licro ó bálsamo artificial, é ponen aparte lo limpio en sus botes ó redomas; é untan las llagas ó desgarraduras, é aunque falte carne en la herida, restaña la sangre é cura las llagas maravillosamente. E algunos dicen acá ques mejor quel bálsamo de *goaconax*, é está muy experimentado. La hoja vera desta plan-

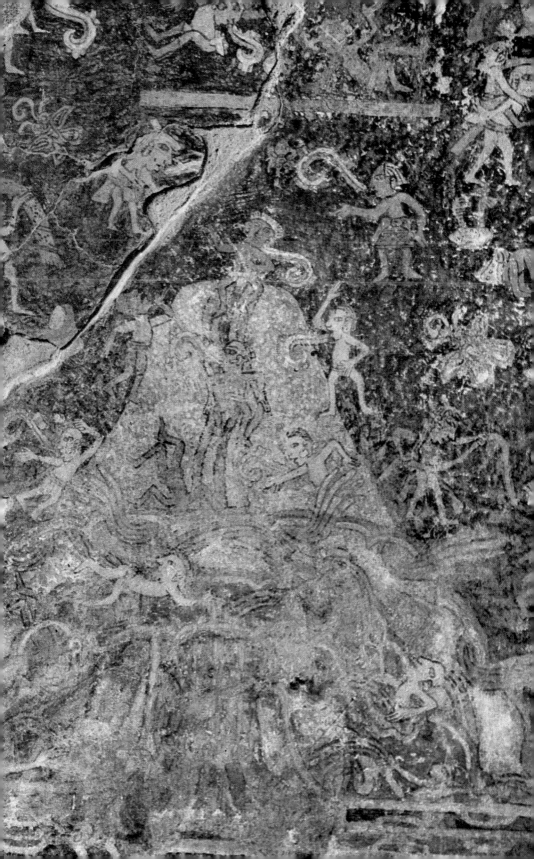

The natural green leaf of this plant is like that of the drawing. It is pointed at the extremes where it terminates like the stem. The water is prepared and taken out little by little from the stems or sprouts of the upper part of this plant. It is better than brandy and many people have recovered by means of this medicine.

A short time ago it happened that a wheel of a wagon ran over the calf of the leg of a Negro, lengthwise not across it; thus, no bones were broken, but a great deal of flesh was lacerated and torn to such an extent that it was thought that he would lose his leg or his life, or he would remain a cripple, but in less time than twenty days he was well again, and he worked once more as if he had never suffered the accident. This was achieved by anointing the wound with clean linen cloths and this liquid. This was done once or twice a day.

When one has a stomach ache or other pains because of cold, a few drinks of the water prepared from this plant relieves him of the pain, and much improvement is felt. If the process is continued for a few days, all cold, humor, and pain caused by cold disappear. It is a plant which is found on this island and in many other parts. All that has been said here has been

ta al natural es como aquesta que aqui está debuxada, puntiaguda en los estremos, assi donde fenesce, como en la parte del pesón.

Hacen assi mismo agua, sacada por alquitara, de los tallos o cogollos de la cima desta planta, ques mejor que aguardiente, é muchos se hallan bien con ella. Acaesció poco tiempo há que una rueda de una carreta tomó á un negro la pierna por la pantorrilla al luego é no de través, porque no le rompió hueso alguno; mas desgarróle mucha parte de la carne, machucada é rota é de tal manera, que se penssaba que perdiera la pierna ó la vida ó quedara en mucha manquedad: é en menos de veynte dias estuvo bueno é trabaxaba, como si no oviera tenido mal alguno, solamente poniéndole con este licor paños de lienso limpios untados en él, é renovándolos, curándole una ó dos veces al dia.

Quando duele el vientre ú otra parte de la persona, si es de frialdad, bebiendo algunos tragos del agua que he dicho que se saca desta planta, luego se le quita é siente mucha mejoría: é continuándolo, en pocos dias quita todo el frio é humor é dolor causado de frio. Es planta ó esterpo que en esta isla en muchas partes della se halla, é es probado todo lo questa

proven. Some still think that this liquid has better effects than the liquid of *goaconax* balsam. I was not told the name of the plant, but it was shown to me. It is well-known.

Truly there are many remedies which Jesus Christ gives to his faithful and unfaithful, to one and all, as the merciful redeemer of the human race; thus, although they far from doctors and medicine made by men, they can find remedies given by God. The leaf of this plant was drawn, copied from a real leaf. It looks like the iron of Azpe, which knights were accustomed to using. It is a good copy. Some call it new balsam to differenciate it from that of *goaconax*.

dicho, é aun pienssan algunos que deste licor tienen experiencia ques mas seguro quel licor ó bálsamo del *goaconax*. El nombre desta planta no me le supieron decir; mas mostráronmela, é es muy conocida.

En la verdad, innumerables son los remedios que da Jesu-Chripsto a sus fieles é infieles, aunque apartados estén de los médicos é medecina de los hombres, á los unos é los otros, como piadoso remediador-de la humana generación.

Pintose esta hoja desta planta, teniendo delante una de la misma planta, é paresce un hierro de los de Azpe que solian usar los caballeros, é está bien contrahecha. Llámanle algunos á este licor el bálsamo nuevo, por la diferencia del *goaconax*.

XX. The herb or plant called perebecenuc and its excellent and proven properties

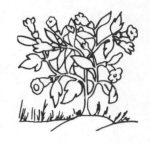

Perebecenuc is an herb or plant called in this manner on this island. The Christians call this plant the herb for sores. Others call it the herb of remedies. It is excellent. Because of many experiences and according to many people, there are many other herbs, plants, and trees appropriate for our sicknesses and sores; however, as the ancient Indians are dead, gone too is the knowledge which they could have given to us about the medicinal properties of plants and many other secrets of nature. I speak about what has been experienced or known by the natives of our island. All that can be said now is little and not well understood since this generation is very stingy about the little that is known. No motive or profit will induce these Indians to reveal these secrets, especially those which could be of use to Christians, because they consider them as their own property.

Things which they have managed to find out are not due to the good will of the Indians but to the fact that they cannot be hidden. Although I have heard of diverse remedies, I do

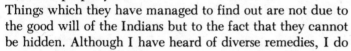

XX. De la hierva o planta llamada perebecenuc e de sus excelencias e virtudes experimentadas.

Perebecenuc es una hierva ó planta assi llamada, é hay mucha della en esta isla. Los chripstianos la llaman la hierva de las llagas: otros la dicen hierva de los remedios. Es maravillosa y excelente por muchas experiencias é por muchas personas examinadas, sin la qual, é sin las que tengo dicho, es de creer que hay otras muchas hiervas é plantas é árboles inmumerables apropriados á nuestras passiones é llagas humanas. Pero como los indios antiguos son ya muertos, assi se ha acabado con ellos el conoscimiento que por su aviso se pudiera aver de proprie-dades semejantes é otros muchos secretos de natura. Digo de lo que estaba ya experimentado ó sabido por los naturales desta nuestra isla; é todo lo que agora se puede decir es poco é no bien entendido, porque esta generación es tan avara desso poco que sabe, que por ningun interés ni bien que se les haga quiere manifestar cosas destas, en especial de las que podrían aprovechar á los chripstianos, si son medecinales (porque esta manera de sciencia es parte de su señorío). Y las cosas que han alcansado á saber no ha seydo por la voluntad de los indios,

not want to waste time, nor am I accustomed to doing so in speaking of confusing or unclear matters. Hence, I shall speak only of that which is noteworthy and proven and seen with my own eyes or by those who are reliable. There is an abundance of this herb called *perebecenuc* on this island and on the mainland, on estates, in the country or woods, but there is no more purslane. I cannot praise it any more as there is an abundance of it.

This plant has many sharp wide leaves on their tips and thin soft ones. On the stem they look like iron used for small lances as if they wanted to teach men that they are there for the cure of lance wounds. They are green, and their are somewhat purple and the stems on which these leaves are produced are almost purple and of the color of the tips of the leaves, but there are some which do not taper to a point and are somewhat obtuse, but the ends of both have that color between tawny brown and purple.

When this herbs and its stem are new and no more than knee high and tender, they are good for curing wounds, as I shall say further on. Later they grow taller becoming like plants or even like trees. They produce red flowers like coral, long and

sino por no lo poder encubrir; y aunque algunas cosas he oydo decir que son para diversos remedios, ni querria ni acostumbro perder tiempo en relatar cosas confusas ó no claras, y por tanto no diré sino lo que fuere notorio y probado é visto por mis ojos ó de los de personas que merezcan crédito.

Desta hierva llamada *perebecenuc* hay gran moltitud della en esta isla y en la Tierra-Firme en muchas partes, en los heredamientos y en los campos é bosques, y las verdolagas no son acá mas: que no lo puedo mas encarescer, por las muchas que hay dellas. Esta planta ó esterpo tiene muchas hojas anchas y agudas en las puntas y delgadas y tractables ó blandas, y en el tallo quieren parescer hierros de lansas pequeños, como si quisiessen enseñar á los hombres que son para curar las heridas de las tales lansas, ó llagas. En la color son verdes, y las puntas dellas algo moradas, é los astiles ó tallos en que nascen estas hojas, son assi mismo quassi morados é de la color de las puntas de las hojas, aunque algunas hay que no son puntiagudas é son algo mas romas; pero las unas é las otras tienen los extremos de aquella color, entre leonado é morado. Quando esta hierva é sus tallos son nuevos é no más altos que hasta la rodilla é estan tiernos, están para curar las llagas, como adelante

in bundles or threads, with points like those of the fennel, but they are separated one from the other, and they are thin. The fruit of this plants produces black grapes like those produced by berry bushes. At a certain time, especially in December and January, this plant has fruit and flowers together, as I have already said, and there are more in March, and even more in April.

This is so since some sprigs ripen before others. When this plant has grown fully, it is like a man, 1 ½ estados tall, and it looks like a tree. It even has roots and strong branches like the arms of a strong man. Its operation is marvelous and it makes excellent medicine, easy and painless in the curing process. It seems that God wished to show its advantage over other plants as a remedy for as old or as terrible looking or inflamed or incurable as they may be. Its use as a remedy will be discussed further on. It is called an herb although I use the term "plant" since when it springs forth and even when it is two or three palm-lengths high, it is called "herb" until it reaches a certain height, at which moment the name "herb" is no longer applied. The Indians do not use it for their sores when it is big but when it is small and when the buds are ten-

se dirá; é después cresciendo, suben hasta ser como planta ó esterpo é aun quassi árbol. Echa unas flores coloradas como un coral, luengas é á manòjicos ó fluesos, puntas como el hinojo, pero apartadas unas de otras, é longuesuelas é delgadas estas flores. El fructo questa planta echa son unas uvas negras, como las que echan la hiervamora; é en un tiempo (en especial en los meses de diciembre é enero) tiene la fructa é las flores que he dicho juntamente, é más en el mes de marzo é aún en el mes de abril, porque unas matas maduran antes que otras. Quando esta planta ha crescido de todo punto, es tanta ó mas que un hombre, ó estado é medio, é paresce árbol, é aún tiene rayces é recias ramas, é tal hay que braso de un hombre recio. Su operación es maravillosa, é muy excelente medecina é tan fácil y sin passion en el curar, que paresce bien que la quiso Dios señalar é aventajar entre otras, por muy apropriada para las llagas, aunque sean viejas é de mal semblante é dispusición ó enconadas ó quassi incurables; é usan del remedio desta hierva de la forma que adelante diré. E llámola hierva, aunque he dicho ques esterpo ó planta, porque quando nasce é aún quando está de dos ó tres palmos alta, hierva es hasta que sube al altor que le quita el nombre de hierva; é los indios no

der, before it gets tall or hardens or grows much. A handful of this herb is cooked. I repeat that the stems and leaves should be as tender as possible. The amount prepared is what can be held in one's hand or the width of the wrist of one's arm. Then an acumbre of good water is added to the bunch of herbs, and it is cooked in a pot. When ⅓ of the mixture has evaporated, the pot is taken off the fire and allowed to stand with the herb inside until it is almost cold. A clean linen cloth (not a woman's blouse) is placed in the water and the sore is washed. After it is thoroughly cleansed, it is rinsed with white linen cloths. When this is done, uncooked leaves of the same herb are taken, and they are crushed and made into a paste between the palms of one's hands.

In this way, the juice is squeezed out. Strings of clean white cloth like gauze are wet. They are then applied to the sore and held there by bands. This is done twice a day. The sore is quickly cured. Some people, instead of strings, the same herb crushed between their palms after first cleaning the sore as was indicated above. This is tied to the sore, and quickly it is healed. I call it a sore since recent injuries produced a sword or a knife are not what I refer to. I mean other sores produced

usan della para sus llagas, sino quando es pequeña é tiernos los cogollos, antes que se empine ó endurezca ó crezca mucho. Cuecen un puño de aquesta hierva (digo los tallos é hojas más tiernos), tanta cantidad como se podrá incluyr ó comprehender con una mano, ó de la grosesa de la muñeca del braso, é después que de un acumbre de buena agua que echen con aquel manojo de la hierva á cocer en una olla, oviere menguado la tercia parte, quitan la olla de sobre el fuego é déxanla estar assi con la hierva hasta que está quassi fria, é toman un paño de lino limpio (que no sea camisa de muger) en un poco de aquella agua é lavan la llaga; é despues de bien lavada, enxúganla limpiamente con sus paños blancos de lino. Hecho aquesto, toman hojas crudas de la misma hierva é tuércenlas ó mastrújanlas ó pástanlas entre las palmas de las manos, é assi sacan el cumo, y en aquel mojan hilas de lienso blancas é limpias, é assi mojadas pónenlas sobre la llaga é átanlas con una venda de lino; é assi fecho esto dos veces al día, cura las llagas en breve tiempo. Algunos, en lugar de hilas, no curan de poner sino la misma hierva assi torcido entre las palmas, despues que se ha lavado la llaga, como se dixo primero, é átanla por encima é sana muy presto la herida. Digo llaga, porque

on other occasions. Furthermore, in my own home, I have cured and have had cured many Indians and my Negro slaves and even some Christians, all of whom have recovered. Truly, in the cases of some sores some surgeons would have charged me a fortune and might not even have known how to cure. Indians, however, cure without receiving fees or thanks. Thanks go to God only. These Negroes and Indians walk through the fields in their work, and the earth is rough on their legs since it is very damp. A scratch or any other little things can cause bad sores. If the wound or sore is not taken care of or taken seriously immediately when it is small, it gets inflamed and becomes worse. In any case, these wounds or sores are cured in the manner I have indicated. I have had Indians who, out of spite or on account of their desire to get out of working, have wounded themselves or placed or their bodies leaves of herbs which they are familiar with, and in a short time one or two sores or even more if they wished appeared on their feet or legs or in other places. They would come limping from the plantation here to the city to feign being sick to get out of doing their work.

We would come to their aid in their malice and give them

para heridas fechas á mano con el espada ó cuchillo é recientes, no es esto, sino para otras llagas de otras ocasiones. Digo más: que en mi casa he curado yo é fecho curar (en veces) muchos indios é esclavos negros mios, é aún algunos chripstianos, é han sanado muy bien: y en verdad algunos dellos de tales llagas, que me costáran muchos de los cirujanos, é no sé si las supieran curar; é indios de esta manera, sin darles pecunia ni gracias (sino solo á Dios) se curan. Porque estos negros é indios, como andan al campo trabaxando y la tierra es mala de piernas (por ser humedíssima), de un rascuño é de poca cosa se hacen llagas muy malas; y cómo al principio es la llaga ó herida pequeña é no se curan é hacen poco caso della, encónace é hácense muchas veces llagas malas; pero todas se curan de la manera que he dicho. Yo he tenido indios que por su malicia propria é por no trabaxar, ó ellos mismos se hieren, ó se ponen algunas hojas de hiervas que conocen que en breves horas se hacen una ó dos llagas ó las que les place en un pie ó pierna, adonde quieren, é viénense de la hacienda acá (á la cibdad) coxqueando, por bellaquear é no hacer nada ni trabaxar: é socorremos á la malicia suya con esta hierva, é sanan contra su voluntad antes de lo que querian, para que se vuel-

this herb. They would get well against their will before they had expected and hence would have to return to the plantation. When this happens, once they are well, we usually help them with a dozen lashers since a warning lesson is as good a medicine for some people as herbs are so that they will not do the same thing again.

The leaf of the *perebecenuc* is like that in the drawing, but some are smaller. There leaves have hue and shade at the tips in the drawing. Try to understand that the shady part is purple. The stick and buds have the color of pigweed, purple or a tawny brown. I do not mean that which is called *morisco* (mulatto) is Castille, which are very red. I mean pigweed commonly eaten whose stems are more red than tawny brown and the rest of the leaf is green and very soft and thin. When it is very tall, the trunk, branches, and bark are like the oak, but slightly thinner.

After the first printing, I learned from two important persons and trustworthy neighbors of this city of Santo Domingo two secrets about this herb; each one alone and the two together proclaim it as one of the best things known and experienced here. This is what I shall talk about next, and in all truth, the

van á la hacienda. Y aún desque está bueno, solemos ayudarle con una docena de asotes, porque escarmiente y es tan buena medecina para algunos, como la hierva, é no lo torna á hacer. La hoja desta perebecenuc es de la forma que aqui está pintada, é alguna es menor; y el matiz é sombra questas hojas tienen en las puntas deste debuxo, háse de entender ques lo que tienen como morado, y el palillo ó astilejos é pecones assi mismo como de color de unos bledos que hay algo morados ó leonados. No digo de los que en Castilla llaman moriscos, que son muy colorados, sino de los bledos comunes de comer: que los tallos dellos tienen la color más roxa que leonada é todo el restante de la hoja es verde é muy delgada é blanda. Quando está muy alta, ques planta ó esterpo, tiene el tronco é ramas é cortesa como una carrasca ó encina, pero más delgada.

Despues de la primera impression, supe de dos principales personas desta cibdad de Sancto Domingo, vecinos fidedignos, dos secretos desta hierva, que cada uno por si é ambos la ensalsan é subliman é decoran por una de las más excelentes cosas questan acá sabidas y experimentadas en lo que agora se dirá; y en la verdad, tanto mas es rason de estimarse, quanto cada una de las enfermedades es más odiosa é aborrescida. Y diré

more terrible the disease is the more wonderful is the cure. I shall speak of each one separately in the way I have understood the remedy for the two sickness.

There is an important man of this city who is still living (so he can testify for himself) who had been sick for almost three years of hardened nerves. He suffered pain, and he spent money from his plantation on doctors and surgeons, and he still owes money in fact. Many pieces of sore flesh were cut out without producing good results. It was believed that this sore was incurable. Then our neighbor heard of some cures produced by this herb, and he decided to try it; thus, freeing himself from the surgeons, he adopted the practice of washing his sores twice a day with the water prepared with this herb, cooked, in the manner indicated, and placing on them white gauze and at times a bit of the same herb itself. Two days later, he felt that the sores were less irritated, and in 9 days his skin was red and the sore flesh was destroyed. In 15 days he was completely well with such ease that the sick man and others who saw him were astonished and surprised. They gave thanks to God, who is the true physician and health of our lives and souls. In the same way the sickness of strangury

cada una por sí, de la manera que he entendido el remedio de ambas dolencias.

Estando un hombre principal desta cibdad, que hoy vive (é testifica de sí), enfermo de un encordio quassi tres años avia passion, é aviendo gastado mucho de su hacienda con médicos é cirujanos é pendiente mucha costa; é aun aviéndole cortado muchos pedasos de carne dañada sin le aprovechar, antes se sospechaba que tal llaga era incurable: aviendo este nuestro vecino oydo algunas curas questa hierva hacía, acordó de la probar é desampar a los cirujanos, é tomó por estilo de se lavar la llaga dos veces al dia con el agua desta hierva, cocida en la manera questá dicha, é ponerse unas hilas blancas é algunas veces un poco de la misma hierva, cocida en la manera questá dicha; é luego desde a dos dias sintió menos enconada la llaga, é á los nueve dias estaba colorada é comida toda la carne mala, é á los quince dias fue sano de todo punto, con tanta facilidad que se quedó espantado el enfermo, é otros, viendo esto, muy maravillados, dando gracías á Dios, como á médico verdadero é salud de nuestras vidas é ánimas, Item: en el mal de estrangurria se ha visto y experimentado en personas extremadamente apassionadas que han sanado mediante esta

has been cured by means of this herb. When this herb is ground, the juice is extracted and then strained. It is used to wash the penis and the lower parts and all around the pubic region, especially where the pain is most frequently felt. When everything is thus washed, the ground herb with its juice is taken and put in those places mentioned, and in a few hours, before a natural day of 24 hours passes, the patient can urinate and the stone is broken and the suffering is totally relieve.

It seems to me that each one of these things is so great and of such esteem that even though I had not worked on these matters, inquiring into their effects which I have written about, just by knowing this, I would be well paid and happy about my vigils. It will please our Lord that because of my publication, people can find a salutary remedy for such suffering.

Some people cut the tender shoots along with the leaves of this herb, which are allowed to dry. They are gathered into bunches and placed in the shade, where they are not exposed to the sun. When they are dry, they are ground and made into powder. They are then passed through a sieve and put away.

hierva: para lo qual sacan el sumo majándola, é colando aquel sumo, lavan el fundamento é partes baxas é en torno de la bedija, é todo el caño por de fuera é donde sienten dolor é la passion se freqüenta. E despues questá assi lavado, toman la hierva majada con su sumo é pónenla en los lugares que he dicho, y en breves horas é antes que passe un dia natural de veynte é quatro horas, hace orinar é romper la piedra é pone total remedio á tal passion.

Parésceme que cada una destas cosas es tan grande y de tanta estimación, que aunque yo no oviesse trabaxado en estas materias, inquiriendo sus efetos en lo que ha escripto dellas sino por saber esto, yo quedo muy bien pagado y contento de mis vigilias, pues plascerá á Nuestro Señor que por mi aviso puedan conseguir saludable remedio los que tales passiones tovieren.

Algunos cortan los tallos tiernos con las hojas desta hierva é los dexan secar, fechos manojos, á la sombra donde no les dé el sol, é secos los muelen é hacen polvos é los passan por un cedaso é los guardan: é quando quieren curar alguna llaga, lávanla primero con el agua desta hierva, si se puede aver, é si no se enjuagan la llaga lo mejor que pueden, é échanle los polvos é ponen encima sus hilas ó paños, é come toda la carne

When one wants to cure a sore, he first washes it with the water prepared with this herb if there is any available.

If not, it is washed as well as possible. Powder is put onto it and then gauze or cloth. The sores are eaten away, good flesh grows again, its color reappears, and new skin covers the place in a short time. Many wounds have been cured in this city with this powder, but it is said that the process takes larger than when green herbs and water are used.

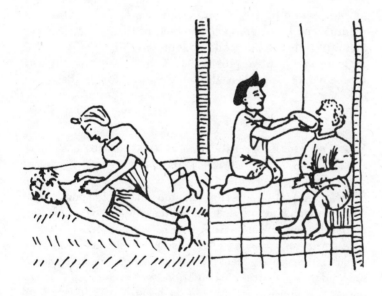

mala é trae la buena é la restituye en su color é la encuera é sana en breve tiempo. Sanado han en esta cibdad muchas llagas con estos polvos; pero dicen que encuecen mucho más que curando con la hierva, estando verde é con el agua.

XXI. THE TREE, LIGNUM VITAE (HOLY WOOD), AND ITS EXCELLENT PROPERTIES

The tree which in the Indies is called *lignum vitae* is, in the opinion of many, one of the most marvelous trees in the world. It is good for illnesses, sores, and different kinds of pains, which can be cured with it. Many people consider it true that the *guayacán* is the same as *lignum vitae* or a species of the same genus because of its wood, marrow or heart, weight, and great medicinal effects produced, but *lignum vitae* has greater effects. Besides curing buboes as does the *guayacan*, it also cures many other sicknesses which are not cured by the *guayacan*. Doctors make use of it and know how to apply it, and other persons have experienced its good effects. I shall merely say here what I witnessed happen to a sick man afflicted with buboes. For a long time he lived with an old sore on his leg. From time to time, the sore became painful, and he suffered a lot; in fact, he thought that he was incurable. He used the following prescription. The suffering patient takes laxative pills which, I think, are called *fumus terrae*, which are taken after midnight. After he has been

XXI. DEL ARBOL DEL PALO SANCTO E DE SUS MUY EXCELENTES PROPRIEDADES.

El árbol que en las Indias llaman palo sancto, digo que en opinion de muchos es uno de los mas excelentes árboles del mundo, por las enfermedades é llagas é diversas passiones que con é curan. Muchos le tienen en la verdad por el mesmo que guayacan, ó por especie ó género dél, en la madera é medula ó corasón y en el peso é otras particularidades y efectos medicinales, puesto que aqueste palo sancto ha hecho mayores experiencias; porque demás de se curar con él el mal de las buas, como el *guayacán* é muy mejor, curánse otras enfermedades muchas que no se sana con el guayacan, como mas particularmente los médicos que dél usan, lo saben aplicar, y otras personas por la experiencia que ya se tiene. Pero solamente diré yo aqui lo que ví hacer ó experimentar en un enfermo tocado del mal de las buas, y que desde á mucho tiempo que las tuvo, vivía con una llaga vieja en una pierna muchos años despues, y de quando en quando se le refrescaban sus trabajos y le daban muy mala vida, é ya él la tenía por incurable. El qual usó desta recepta que agora diré. Púrgase el doliente con píldoras de regimien-

cleansed, he eats a fowl and drinks a little diluted wine. After doing this for two days, he goes to bed, where he eats moderately; his diet consists of good tender fowl. When he is confined to bed, the water made from *lignum vitae* is prepared in the following manner.

A piece of wood is taken and cut into the smallest pieces possible; these pieces are put into a new pot. A pound and a half of small pieces are put into three acumbres of water. They are allowed to soak from the first night until the next morning. When it is day, it is cooked until the water has been reduced to ⅓ of what it was. The patient then takes a bowl of this cooked water as hot as he can bear it.

After having drunk it, he covers himself well and perspires for an hour or two. Then until midday he drinks the same water, now cold, as many times as he can and desires to.

When he is hungry, he can have some cake or some raisins and other dried things. The thing is that following the diet and drinking plenty of this water in the manner which I have indicated is what achieves the end. This is done until midday.

Then that water is taken away and thrown out. Fresh water

to, que creo que llaman de fumus terroe, las quales se toman, pasada la media noche: é despues que ha purgado, como de una ave y bebe un poco de vino muy aguado; y desde á dos dias que esto ha hecho, échase en la cama, y entretanto come templadamente y de buenas aves pollas. E assi echado en la cama, ya ha de estar hecha el agua del palo sancto, la qual se hace desta manera.

Toman un pedaso del palo é pícanlo menudo, quanto pudiere ser, y ponen en una olla nueva libra é media del palo assi picado, con tres acumbres de agua, y pónenlo en remojo desde prima noche hasta otro dia de la mañana, y en seyendo de dia, cuécenlo hasta que el agua ha menguado la tercia parte. Y entonces toma el paciente una escudilla de aquella agua assi cocida, tan caliente como la pudiere comportar: é despues que la ha bebido, cúbrese muy bien, é suda una hora ó dos, é despues hasta medio dia bebe de la misma agua, estando fria, quantas veces quiere é pudiere; é quando quisiere comer ha de ser poco de un rosquete de vizcocho, ó unas passas pocas y cosas secas. El caso es, que la dieta y beber harta agua de la manera que he dicho, es lo que hace el propóssito: assi que, hasta medio dia se ha de hacer lo que tengo dicho, y despues

is put into the pot with the water and wood which were left over; there is no need to add fresh wood.

This second batch is cooked again with the added water. This preparation is drunk during the day. The patient must be advised to stay well covered, as much as possible, and to be protected from currents of air. This is continued until the following day. On the second day, the wood from the pot is thrown away. Then more wood is put into the pot to replace what was used. Everything prescribed for the first day is repeated from day to day continuonsly, as I have said, until 12 or 15 days have gone by. If the patient feels weak or thin, he can eat a small chicken, just enough for sustenance, not for satisfaction because, as I have said, when 12 or 15 days have passed, he will feel much better and will have bowel movements for 90 days. As each day passes, he will feel better. When he has finished following the presription for the time indicated, he can eat small chickens as if he still were in the convalescent period. His meals can increase in quantity little by little. Some people, after the fifteen-day treatment are accustomed to taking the laxative again; however, one must be cautioned not to eat sour things, vinegar, vegetables or

sacar aquella agua y verterla, y después echar otra agua fresca en el palo mismo, como avia quedado sin echar mas palo, y cocerlo otra vez con la segunda agua, y de aquella fria beber entre dia. Y ha de estar el paciente muy sobre aviso en estar muy abrigado, quanto pudiere, y en parte que el ayre no le toque; é assi continuarlo hasta que sea llegado el siguiente dia. Y el segundo dia se ha de echar á mal aquel palo que estaba en la olla, y en aquella tornar á echar otro tanto palo é agua con la misma medida é hacer todo lo mismo que es dicho del primero dia; é assi de dia en dia continuadamente hacer todo lo que tengo dicho hasta que passen doce ó quince dias. E si se sintiera flaco en el comedio desde tiempo, puede comer de un pollito chiquito; y ha de ser la comida para sustentar é no para mas ni hartar, porque como he dicho, cumplidos doce ó quince dias, sentirá mucha mejoria é obra hasta noventa dias, que cada dia le yrá muy mejor. E quando oviere acabado de tomar esto el tiempo que he dicho, comerá pollas pequeñas, é assi como fuere convalesciendo, yrá mejorando é aumentando poco á poco la comida. Algunos usan despues de passados los quince dias que han tomado el agua del palo, tornarse á purgar; pero ha de estar muy sobre aviso en no comer cosas acedas

fish; besides, he should not have sexual intercourse during those three months.

People with sores should wash them with the indicated water and clean them with a cloth. After the sore is dry, it is then anointed with the foam which formed in the cooking process and was collected. Then white gauze and, on top of it, clean white cloths are placed. Women's clothes should not be used. The sores are healed. This I know for a fact since I have seen it happen in this way. The sores may be considered incurable, very old, or extremely inflamed or so black that they look more like a kind of cancer or Saint Lazarus' disease than anything else, but as far as I am concerned, the medicine from this tree is a holy thing. As people say, it is holy wood.

ni vinagre, ni verdura, ni pescado, ni aver ayuntamiento con muger en aquellos tres meses.

Los que tienen llagas, lávanlas con aquella agua que es dicho, é limpianlas con un paño é despues de enxutas, tornan á huntar la llaga con la espuma que hace el agua en el cocimiento, que tienen recogida para ello, é pónenle sus hilas blancas y encima sus paños blancos é limpios, é no de camisa de muger. E sanan de llagas, (que por cierto yo las he visto sanar desta forma) tales que se tenian ya por incurables, por ser muy viejas é muy enconadas y denegridas que ya parescian mas de especie de cáncer ó de Sanct Lazaro, que otra cosa. Para mi opinión yo tengo por muy sancta cosa esta medecina deste árbol ó palo sancto que dicen.

XXII. THE HERB WHICH IS CALLED YAAT BY THE INDIANS OF NICARAGUA, HADO IN THE REALM OF VENEZUELA, AND COCA IN PERU

The Indians of Nicaragua and those of other places where the herb *yaat* is used are accustomed, when they go off to fight or when they are on the road, to wearing on their necks small gourds or an empty thing like a shell in which this dry herb, which is cured broken and made into a powder, is carried. The Indians put a little bit into their mouths as a tidbit. It is neither chewed nor swallowed. If they want to eat or drink, they take it out of their mouths and lay it on something clean. Then it has the appearance of cooked spinach. Once they have eaten and start walking again, they put the same herb back into their mouths, since in addition to being wretched and dirty, they esteem this thing among themselves. It is used as an article exchange in the barter or sale of other things in places where the herb cannot be obtained or where there is none. Thus they keep it in their mouths, moving it from side to side. The effect of the herb, according to the Indians, is that their thirst is slaked and their weariness, reduced. Besi-

XXII. DE LA HIERVA QUE LOS INDIOS DE NICARAGUA LLAMAN YAAT, E EN LA GOBERNACION DE VENEÇUELA SE DICE HADO Y EN EL PERU LA LLAMAN COCA.

Acostumbran los indios de Nicaragua é de otras partes donde usan esta hierva *yaat*, quando salen á pelear o quando van camino, traer en el cuello unos calabacinos pequeños ú otra cosa vacua en que traen esta hierva seca, curada é quebrada, hecha quassi polvo, é pónense en la boca una poca della, tanto como un bocado, é no la mascan ni tragan; é si quieren comer ó beber, sácanla de la boca é ponénla á par de sí sobre alguna cosa que esté limpia, é entonces paresce lo que parescen las espinacas cocidas. Quando han comido é vuelven á caminar, tornan a la boca la misma hierva; porque demas de ser gente mezquina é sucia, es cosa esta que la estiman entre sí, és buen rescate para la trocar ó vender por otras cosas, donde no la alcansan, ni la hay: é trayda assi en la boca, la mudan de quando en quando de un cigarrillo á otro. El efecto della es que discen los indios questa hierva les quita la sed y el cansancio; y juntamente con ella usan cierta cal hecha de veneras é

des, they use a kind of lime made from scallop shells and snails found at the seashore. It is carried in the same way as the gourds are. They move it and put is into their mouths with a little pick from time to time to achieve the effect already indicated. Although neither thirst nor weariness is slaked completely, they say that it is, or a great part anyway. They claim that it alleviates headaches and leg pains. They are so accustomed to this practice that the majority of the warriors, hunters, and walkers and those who travel to the fields do not travel without this herb. In the province of Venezuela and in other places, it is sown, cultivated, and cured with great care and taken care of in their orchards. The leaves are gathered and dried in bundles and stored. It produces stems or shoots which grow to a height of three or four palm lengths or even higher like pigweed or hollyhock. From those stems or shoots the leaf is taken, and the fruit is left behind. It is said that if it is eaten or swallowed, it can kill. While it is in the mouth, it keeps the mouth and tongue humid, fresh, and free from phlegm. When one takes it out of his mouth, he rinses his month with water until it is completely clean. I have seen this commonly done by the Indians.

caracoles de la costa de la mar, que assi mismo traen en calabacitas; é con un palillo lo revuelven é meten en la boca, de quando en quando, para el efecto ya dicho. E aunque totalmente no les quite la sed ni el cansansio, dicen ellos que se quita, ó mucha parte dello, é que les quita el dolor de la cabesa é de las piernas: é estan tan acostumbrados en este uso que por la mayor parte todos los hombres de guerra é los monteros é caminantes é los que usan andar al campo, no andan sin aquesta hierva. En la provincia de Venesuela é otra parte la siembran é cultivan é curan con mucha diligencia é cuydado en sus huertos, é cogen las hojas é en manojos las secan é guardan.

Echa unos tallos ó vástagos tan altos como tres ó quatro palmos ó poco más, assi como los bledos ó malvas; pero esos astiles ó vástagos, cogida la hoja, ques el fructo, échanlos por ahy; é dicen que si la comiessen ó tragassen que los mataría: antes ella sirve á tener húmeda é fresca la boca é la lengua é sin flegma; pero quando la dexan, se enxuagan bien la boca é lo echa, porque no les quede cosa alguna della. Sé de vista que conmunmente essos indios, á vueltas de sus provechos ó virtu-

Despite the advantages and power of this herb and that lime, even though young people use it. the people have bad teeth. many of which are dirty, black, and rotten.

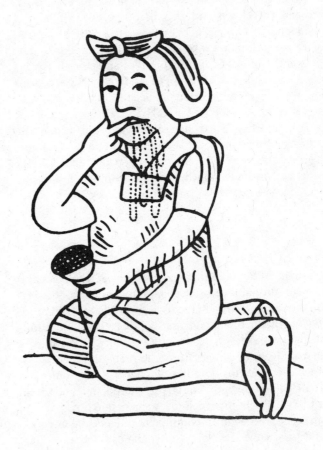

des desta hierva é de aquella cal, aunque sean mancebos los que la usan, tienen malas dentaduras sucias é negras, é podridas muchos dellos.

XXIII. In Santo Domingo, Hispaniola, there was a grotesque creature composed of two girls who where born joined together at the time when this treatise of natural history was being rewritten. They were separated to see if they were two souls in two bodies or only one.

Saint Anthony, archbishop of Florence, in the third part of his history, writing in the year 1314, says that in that year in the territory of the Arno valley, a boy was born with two heads. He was taken to Santa Maria de la Scala in Florence, where he died in twenty days. I understand that to that holy man, canonized and in our times placed in the catalogue of saints, it seemed that it was good to make mention of that which happened during his time among his other stories. It is then not extraneous to my proposal in this *Natural and General History of the Indies* to make mention of another monster seen in these parts during the composition of these matters. I saw it, and it is worthy of mention to make it known in the world, for it is a work of nature which rarely occurs and should not be forgotten, especially since those who saw it can

XXIII. De un monstruo que ovo en esta isla española en el tiempo que se escrebia en limpio esta historia natural, de dos niñas que nascieron juntamente pegadas en esta cibdad en Santo Domingo, e como fueron abiertas para ver si eran dos animas e dos cuerpos o uno.

El Antonio Sancto, arsobispo de Florencia, en la tercera parte de su historia, describiendo el año de mill é trescientos é catorce, dice que aquel año en el territorio del valle del Arno, nasció un muchacho con dos cabesas, y fué llevado á Florencia á Sancta Maria de la Escala, y qué a cabo de veynte dias murió. De lo cual yo comprendo que pues á aqueste sancto varon (é por tal canonisado, é puesto en nuestros tiempos en el cathálogo de los sanctos) le paresció que con las otras sus historias era bien hacer mención de lo que en su tiempo acaesció, que no será fuera de mi propóssito y Natural y general historia de Indias hacer mención yo de otro mónstruo que en ellas se vido, en el tiempo que yo escrebia estas materias; pues que lo vi, y es cosa muy notable é digna de ser sabida en el mundo, porque una obra de natura, y que raras veces acaesce, no quede en olvido. En especial que del nuevo mónstruo que yo aqui

be sure that two souls rose to heaven to take the places lost by Lucifer and his minions. This is so because the two girls joined together at birth received the sacrament of baptism according to the rite of the Church and lived eight natural days joined together without a single ugly characteristic or disgusting defect which nature occasionally shows in human monsters and caused great admiration in those who saw them. Furthermore, these creatures were well proportioned, and each would have become a beautiful woman had she not been born in this way.

Getting to the point, I want to say that in this city of Santo Domingo on the island of Hispaniola on Thursday night, July 10, 1533, Melchiora, wife of Juan Lopez Ballestero, neighbor of this city, both of whom were born in Seville, gave birth to two joined daughters, one stuck to the other in the manner which I shall describe further on. I, together with judges and officials, other important people, many neighbors and strangers and religious and learned people, saw them the next day in the morning. The mother was in bed, and her husband was present. The girls were revealed to the people who came to see them. They were naked, and I saw that they were

escribo, se deben alegrar los que los vieron, y los que aquesto leyeren en quedar certificados que subieron dos ánimas al cielo á poblar aquellas sillas que perdió Lucifer y sus secuaces. Pues dos niñas juntas nascieron, rescibieron el sacramento del baptismo, conforme á la Iglesia, é vivieron ocho dias naturales, de tal forma compuestas, sin fealdad ó defecto asqueroso de los que natura suele mostrar en los mónstruos humanos, dexaron grand admiracion á quantos los vimos. Allende de lo qual eran tan bien proporcionadas estas criaturas, que cada una dellas fuera muger hermosa, viviendo, si no estuvieran assi juntas.

Viniendo á particularisar el caso, digo que en esta cibdad de Sancto Domingo de la Isla Española, jueves en la noche, diez dias de julio de mill é quinientos é treynta é tres años, Melchiora, muger de Johan Lopez Ballestero, vecino desta ciudad, naturales de Sevilla, parió dos hijas juntas, pegadas la una con la otra, de la manera que adelante diré: las quales luego otro día siguiente por la mañana yo las ví, juntamente con la justicia é algunos regidores, é otras personas principales, y muchos vecinos nuestros y otros forasteros y estantes en esta cibdad, é algunos religiosos é personas scientes. Y estando la madre en la

joined from the navel up as far as the breasts, a little before the nipples. Both had one navel common to the two.

From that point up they were joined at the stomach or a little higher; however, they had separate nipples, breasts, and everything else upwards. Each one had two arms, separate necks, and pretty heads and good gestures. Below the navel they were separate.

The joining was not parallel but oblique, as I shall explain. When they were uncovered and their wrappings were removed, they both began to cry. Then when they were covered once more, one stopped, but the other kept on crying for quite some time. Their father said that as they were born, they should be baptized by a cleric. One was christened Johana and the other, Melchiora. The cleric spoke with caution; when having baptized one, he proceeded to baptize the other. "If you are not baptized", he said, "I baptize you". He spoke in this way because he could not determine if they were two persons and souls or one.

On the 8th or 10th day of the month and year already mentioned, since on the previous night these girls or this monster had died, their parents gave their consent to have the girls

cama, presente su marido á contemplación de lo que he dicho, desemvolvieron aquellas criaturas; y desnudas, vi que estaban desde el ombligo arriba pegadas por los pechos hasta poco antes de las tetas; de forma que ambas tenían una vid, ú omgligo comun y solo para las dos. Y de alli arriba pegadas las personas hasta los estómagos ó poco más alto; pero destintas las tetas, é los pechos é todo lo demás de ahy arriba, con cada dos brasos é sendos pesqüesos é cabesas graciosas y de buenos gestos. E del ombligo abaxo estaban separadas cada una por sí; pero este ayuntamiento no era de derecho en derecho, sino algo ladeado, como adelante diré. Como las ovieron desembuelto é quitado de las faxas, comenzaron ambas á llorar, y despues quando las cubrieron calló la una, y la otra todavía lloró un buen espacio. Decia su padre que, assi como nascieron, las avia hecho baptizar á un clérigo, y que á la una llamaron Johana é á la otra Melchiora; é á cautela dixo el clérigo, baptisada la una (quando baptizó la otra): "Si no eres baptizada, yo te baptizo". Porque él no se supo determinar si eran dos personas é ánimas, ó una.

Siguióse despues á los diez é ocho dias del mes é año ya dichos, que á causa que la noche antes estas niñas o mónstruo estaban

opened. They were placed on a table, and Bachelor Juan Camacho, the highly qualified surgeon, in the presence of the medical doctors, Hernando de Sepulveda and Rodrigo Navarro, opened them with a razor at the navel. He took out the inner parts. They had those things which would normally be found in two bodies: two sets of innards with distinct and separate intestines, each one with two kidneys, two lungs, a heart and a liver, a gall bladder, with the exception that the livers were joined together but there was a sign or line between the two livers which showed clearly what belonged to each. These creatures were opened, the navel, which on the outside looked like one, on the inside was divided into two pipes, each one going to its respective body; however, on the outside, as I have said, it looked like one. Below the navel, these girls were distinct, each having separate stomachs, hips, legs, and everything else belonging to a normal woman as if each had been free and separate. From the navel up, the persons were stuck as far as the pit of the stomach or a little farther. The bigger of the two girls was joined more to the right side than the left; therefore, the right side of the bigger girl with the left side of the smaller girl were more joined than the

muertas, sus padres vinieron en consentimiento de las abrir; y puestas en una mesa, el bachiller Johan Camacho, óptimo cirujano, en presencia de los doctores de medicina, Hernando de Sepúlveda é Rodrigo Navarro, las abrió con una navaja por á par del ombligo, é les sacó todas las interiores; é tenian todas aquellas cosas que en dos cuerpos humanos suelen aver, conviene á saber: dos asaduras, é sus tripas destintas é apartadas, é cada dos riñones, é dos pulmones, é sendos corasones, é hígados, é en cada uno una hiel, excepto que el hígado de la una é de la otra estaban juntos y pegados al otro; pero una señal o linia entre ambos hígados, en que claramente se parescia lo que pertenescia á cada una parte. E assi abiertas estas criaturas, paresció que el ombligo ó vid que en lo exterior era uno al parescer, que en lo interior é parte de dentro se dividia en dos caños ó vides, é cada una dellas yba á su cuerpo é criatura, á quien pertenescia, aunque por defuera como he dicho, paresciese uno solo.

E desde la dicha vid para abaxo estaban estas niñas distintas, é apartadas una de otra por sí, en vientres y caderas é piernas é todo lo demás que puede tener una muger tan perfectamente, como si cada una estoviera por sí suelta y separada. Y desde la

other sides, each one very clearly distinct and whole. In every-thing else from the point where the ribs join over the pit of the stomach upwards, they were separate with distinct breasts, arms, necks, and heads. No fingers or toes on their hands and feet were missing or any other part on either of these two creatures.

When the father was asked about this monstrosity as to what time his daughters had died, he replied that on the previous evening half an hour before night fell, the bigger had died and a little hour afterwards the other expired. As the bigger girl was born before the smaller, in the same way they died. This is how they lived in this life outside the womb, the one and the other. The duration of their lives was eight natural days in the way indicated. It was asked if these creatures showed any difference in their form of. alimentation and feelings and actions. The father said that at times, one cried, but the other did not. That I saw for myself on the first occa-sion when other people and I saw the girls, as I have mention-ed already. He also said that at times, one slept while the other was awake and that when one had a bowel movement or urinated, the other did not, but at times both creatures

vida ó ombligo para arriba estaban pegadas las personas hasta la boca del estómago ó poca cosa más; é la mayor de las niñas tenía por el costado derecho más pegada la persona que por el siniestro á la otra niña. Assi que, la parte derecha de la mayor con la siniestra de la menor estaban más allegadas é juntas que por la otra parte ó costados; mas muy distintas y enteras co-noscidamente cada una por sí. Y en lo demás y desde las costi-llas se juntan sobre la boca del estómago para arriba, estaban asidas hasta medio pecho, é lo demás suelto é apartado é dis-tintos sus pechos y brasos é cuellos ó cabesas, sin faltar en las manos é pies ningun dedo, ni uña, ni otra parte particularidad alguna á ninguna destas criaturas. Preguntando al padre desta monstruosidad á qué hora avian fallescido sus hijas, dixo que la noche antes á media hora antes que anochesciesse avia expi-rado la mayor, é que desde á una pequeña hora expiró la otra, y que otro tanto tiempo antes avia nascido, mostrándose pri-mero la mayor antes que la segunda nasciesse. De forma que tanto vivió en este vida, fuera del vientre, la una como la otra: é todo lo que vivieron fueron ocho días naturales de la forma que es dicho. Fué preguntado si estas criaturas en el tiempo que vivieron, si mostraban alguna diferencia en el alimentar-

moved their bowels at the same time, and still at other times one waited for the other. It is very clear that they were two persons with two souls and different senses even before they were opened. However, more was verified after they were opened. In this way, one with the name of Johana and the other with the name of Melchiora passed away from this life to celestial glory, where they intercede with God for us. I saw them, as I have said, alive, and I saw them opened after they had died. It seems to me that this is a much more noteworthy and admirable case and a rarer occurence, rarely seen or heard about, than that mentioned by Anthony of Florence. The two cases stimulate us to give thanks to our Lord and to transmit this event to our contemporaries and to those who will come afterwards.

se, y en los otros sentimientos é obras: dixo que algunas veces la una lloraba y la otra callaba; é aquesto yo lo vi, quando la primera vez á mi é á otros muchos se enseñaron ó las vimos, como he dicho de suso. E dixo más: que algunas veces dormía la una y la otra estaba despierta, y que cuando la una purgaba por baxo ó hacia orina, que la otra no lo hacía, y que también acaescia hacer lo uno y lo otro en un tiempo ambas criaturas, é á veces se anticipaba la una de la otra. Por manera que muy claramente se conoscía ser dos personas é aver alli dos ánimas é diversos sentidos, aunque no las abrieran; pero después se verificó más, seyendo abiertas. E assi la una con nombre de Johana é la otra Melchiora, passaron desta vida á la gloria celestial, donde plega á Nuestro Señor que las veamos. Yo las ví como he dicho vivas, é las ví abrir despues de muertas: é paresceme que es muy mayor notable ó admiración é caso menos veces visto, ni oydo que el que se tocó de suso que escribe el Antonio de Florencia, y lo uno y lo otro para dar gracias á Nuestro Señor é notificarse á los presentes y porvenir.

XXIV. Two remarkable things about Margarita de Vergara, who was the wife of the historian of these matters. One thing was that she never expectorated and the other was that her hair turned white overnight although she was a beautiful blonde woman of 26 or 27 years

That which was written by the noble and learned gentleman, Pedro Mexia, an honorable man in his nation and fatherland, a native of the noble city of Seville, of clean and generous blood, serves as a lesson and a stimulus of my works, some of which despite their having passed are still embedded in my memory while my soul is in my weak and sinful body and which were revived when I read in Chapter XXVIII of his treatise and ran across Antonia, daughter of Druso Romano, who had never expectorated all her life. Although more than 45 years passed since I had first read about it and later in Pliny, I had never considered it so certain as later when I married Margarita de Vergara. I dare to speak about this matter since many people today who knew her are still living. She was one of the most beautiful women who lived during

XXIV. De dos cosas notables de Margarita de Vergara, muger que fue del historiador destas materias, la una que nunca escupio, e la otra que en una noche se torno cana, seyendo muy rubia e hermosa muger e de veynte e seis o veynte e siete años.

Leyendo esta Silva de varia lección que escribió el noble e muy enseñado caballero Pedro Mexia, honroso varón á su nasción é patria, de la muy noble cibdad de Sevilla, de donde es natural, é de clara é generosa sangre, pero despertador de trabaxos míos (que aunque algunos son passados no pueden salir de mi memoria en tanto que el ánima estoviere en esta mi flaca é pecadora persona), y estos se recentaron, quando leí el capítulo XXVIII de su tractado, é topé allí cómo *Antonia*, hija de Druso Romano, que en toda la vida nunca escupió. Esto aunque mucho tiempo há é más de quarenta y cinco años que lo leí la primera vez, é muchas después en Plinio, nunca lo tuve por tan cierto como después que me casé con Margarita de Vergara, de la qual oso decir, porque hoy viven muchos que la conoscieron, que fue una de las más hermosas mugeres que en su tiempo ovo en el reyno de Toledo y en nuestra Madrid: la

her time in the realm of Madrid. She, in addition to her good
bodily disposition, had virtues, and the least of all her good
qualities was her lovely outer appearance. She was a good
example to her neighbors while she lived. As god wished to
show her his glory, in which, I trust, she is through her me-
rits, which I myselff lack, he took her from this life to the next
so that I would remain without her to relate a case which I
cannot mention without shedding tears or sighing as long as I
live.

Just as the gentleman, Pedro Mexia, in his treatise is credited
with information, I, too, place my authority in Pliny, and
just as Octavia never expectorated, neither did my Margarita. When her father and others had told me about this, I
doubted and.I was always on the alert during the time God
lent her to me. This lasted for three years, and during that
time neither a person of my house nor I ever saw her spit. Let
us see my misfortune and hers and what happened in the end,
i.e., the sudden appearance of white hairs. This has also
happened to others. I especially remember that Don Diego
Osorio, when he was a prisoner in the Tower of Gold, either
was told or believed that on the following day he was to be

qual, demás de su buena dispusión corporal, fué tan acompa-
ñada de virtudes, que el menor bien que tenía, fué la hermosura exterior, en que á todas sus vecinas hizo ventaja viviendo.
Y cómo Dios la quiso doctar para la gloria, en que por su mi-
ssericordia confio que ella está por sus méritos, assi por falta de
los míos, la llevó á la otra vida para que yo quedasse en esta
sin ella, por un caso que adelante diré, que ni puedo hablar
dél sin lágrimas, ni dexar de sospirar por ello en quanto yo
viva.

La auctoridad que este caballero Pedro Mexia, dicen en su
tractado, téngola yo por el Plinio y assi como Otavia nunca
escupió, assi mi Margarita lo mismo. Y porque su padre é otras
personas me lo dixeron, yo estuve todavía dudoso é sobre aviso
en tanto que Dios me la prestó, que fueron algo más de tres
años, y nunca yo ni otra persona de mi morada la vido
escupir. Vengamos á mi desventura y suya, y á la fin que hizo,
é á las súbitas canas que le vinieron, y esto también ha acaescido á otras personas. Y en especial me acuerdo que don Diego
Osorio fué preso en Sevilla é puesto en la torre del Oro, é dixé-
ronle ó él creyó que otro día le avían de cortar la cabesa, por
mandato de la Reyna Cathólica, doña Isabel; y aunque era

decapitated by order of the Catholic Queen Doña Isabella, and although he was a young man without a single white hair, overnight all the hair on his head and on his beard turned as white ermine. This is quite extraordinary. I saw him both before he was taken to prison (I had met him when I was a page boy in the court) and afterwards, when he was free again. He had white hair then, for which reason he wore a wig and cut his beard frequently. He died a short time ago while serving as salon master of our Lady the Empress. He lives on in glorious memory, esteemed greatly as a good and wise gentleman. My Margarita, after we got married, became pregnant and in nine months brought forth a son. The delivery lasted three days and nights, and the child, already dead, had to be taken out. To be able to grasp the child, since only the upper part of the head appeared, the head had to be broken and the brains, taken out so that the body could be grasped. The child came out broken and fetid. The mother was almost dead, but she lived even though she lingered for six or seven months confined to bed, in pain and close to death.

But on that pain-filled night, after that difficult delivery, her

mancebo y sin tener cana alguna, en una noche se le tornaron los cabellos y barbas tan blancos, como un armiño. Esto es muy notorio, é yo lo ví porque antesque fuesse preso le conoscí, y me hallé en la corte paje é muchacho, é le ví después suelto é cano, por lo qual se ponía una cabellera é se hacia la barba á menudo: é ha menudo: é ha muy poco tiempo que murió sirviendo de maestre sala á la Emperatriz nuestra señora, de gloriosa memoria, estimado mucho por buen caballero é sabio. Margarita mía después de que nos casamos, se hizo preñada, é á los nueve meses vino á parir un hijo; é fué tal el parto, que le duró tres días con sus noches, é se lo ovieron de sacar, seyendo ya el niño muerto: é para tener de donde le asir, porque solamente la criatura mostró la parte superior de la cabeza, se la rompieron é vaciaron los sesos, para que puediesen los dedos asirle, y assi salió corrompido é hediondo, é la madre estaba ya quassi finada. El caso es que ella vivió, aunque estuvo seis o siete meses tollida en la cama, muriendo é penando.

Mas en aquella trabajosa noche, postrera de su mal parto, se tornó tan cana é blanca su cabesa, que los cabellos que parescían muy fino oro se tornaron de color de fina plata. Y en

hair turned white; those hairs, which had seemed fine gold turned fine silver. Truly, my eyes have not seen hair like hers. They had always been abundant and long. They were formed in double braids lest they drag on the ground, for they were longer than she was, by a palm-measure.

She was not a small woman but medium sized and of good stature, proper to a well-proportioned beautiful woman as she, and since I and others do not know how to praise her measure, this matter does not form part of the purpose of our natural history. So let us pass to other things which are the concern of this Book VI.

verdad mis ojos no han visto otros tales en muger desta vida; porque eran muchos é tan largos, que siempre traían una parte del trenzado doblada, porque no le arrastrassen por tierra, y eran más de un palmo más luengos que su persona, puesto que no era muger pequeña sino mediana y de la estatura que convenía ser una muger tan bien proporcionada y de su hermosura tan complida como tuvo. Y porque ni yo la sabría loar á su medida, ni lo demás sería el propósito de nuestra historia, passemos á las otras cosas que competen á este libro VI.

XXV. A NEWLY DISCOVERED REMEDY TO HEAL WOUNDS CAUSED BY ARROWS COATED WITH HERBS WHICH ARE SHOT BY THE INDIANS. THESE WOUNDS HAD BEEN CONSIDERED INCURABLE AND THOSE AFFLICTED WITH THEM WOULD DIE UNTIL THIS SECRET WAS DISCOVERED

The manner in which divine clemency granted that this remedy become known is shown here. Those of you who have read do not consider it a novelty that dreams reveal things that subsequently come true and verify them. This phenomenon has been written about in many ages. Take, for example, Hecuba. While she was carrying her son, Paris, in her womb, she dreamed that a conflagration would burn down Troy (Trojan Chronicles: Dares, Phrigius, Dictis, Greek, Homer). So it happened that the fire was sufficient to bring about the ruin of Troy, since Helen, Menelaus' wife, was abducted, all the princes of Greece mobilized to bring about Troy's destruction. It is also written that King Astra dreamed that from the body of his daughter and heiress would spring a vine whose leaves would cast a shadow over the whole of Asia. His seers, interpreting this dream, said that the dream meant that

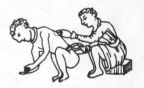

XXV. EN QUE SE TRACTA DEL REMEDIO QUE NUEVAMENTE E DE POCO TIEMPO ACA ES HALLADO PARA CURARSE LAS HERIDAS DE LAS FLECHAS CON HIERVA, CON QUE TIRAN LOS INDIOS, QUE HASTA SABERSE ESTE SECRETO ERA INCURABLE, E POR LA MAYOR PARTE TODOS O LOS MAS MORIAN COMO POR ESTAS HISTORIAS ESTA PROBADO. E DIRESE LA MANERA, POR DONDE LA CLEMENCIA DIVINA PERMITIO QUESTE REMEDIO SE SUPIESSE.

Los que han leydo, no ternán por cosa nueva en los sueños averse notificado e revelado muchas cosas que después el tiempo, saliendo verdaderas, les dio auctoridad. Esto de muchos tiempos está escripto, assi como del sueño de Hécuba, que soñó que paría un fuego que quemaba a Troya, é estaba preñada de su hijo Páris (Chron. Troyana: Dares, Phrigio; Dictis, griego: Homero); é assi fue él suficiente tisón para la ruina de Troya, pues por aver robado á Helena, muger del rey Menelao, se movieron los príncipes de Grecia para su destruición. Assi mismo del sueño del rey Astrage se escribe (Just., lib. I), que soñó que del cuerpo de su hija é heredera nascia una parra ó sarmiento, cuyos pámpanos hacían sombra á toda la Assia. Y sus adevinos, interpretando este sueño, le dixeron que signifi-

his daughter would give birth to a son who would overthrow the kingdom. And so it happened that Cyrus, his grandson, took his kingdom away from him, as Justinian in his book on Troy writes.

When Dante, the famous poet, was about to be born, his mother dreamed that she was in a green and flower-filled place next to a crystal fountain, under which she would give birth to a son who, with the seeds of the fruit of the tree and the water from the fountain, would grow up and in a brief time would be a shepherd. When he wanted to take the branches of the laurel, he fell, and at once rose, not as a man but as a peacock. Giovanni Boccaccio interpreted this dream and later Christopher Landino, in the commentary which he wrote about Dante's *Divine Comedy*. He says that the shepherd symbolizes philosophical and theological doctrine, the feathers of the peacock symbolize the ornate poem by Dante, and fountain and the laurel represent exalted and lofty poetry. This should surprise no one since at sundry times and in different places it has frequently happened that prodigies have proclaimed the excellence of one who is about to be born. It is related of Maro that his mother, a night before his

caba que su hija pariría un hijo que le avía de quitar el reyno, y assí se cumplió; porque Ciro, su nieto, le quitó el reyno, como más largo lo escribe Justino en la Abreviación de Trogo Pompeyo.

Quando ovo de nascer el Dante, famoso poeta, su madre soñó que estaba en verde é florido prado á par de una fuente cristalina, é que debaxo de una laurel pariría un hijo, el qual, con los granos é la fruta de tal árbol é con el agua de aquella fuente, una tiempo se criaba é en breve crescía é era pastor; é queriendo tomar de las ramas del laurel, caía el súbito se levantaba, no hombre, más convertido en pavón. Este sueño interpretab Johan Bocacio, y más largamente Xristophoro Landino en el comento que hiço sobre la comedia del Dante; y dice quel pastor se entiende por la philosóphica é theológica doctrina, é las plumas del pavón por el ornado poema del Dante, é la fuente é el lauro por la encumbrada é alta poesía. Y desto no se debe maravillar ninguno, porque muchas veces é en varias regiones é siglos han acaescido prodigios que han pronunciado la excelencia de alguno que esté por nascer. De Nerón se lee que su madre, una noche antes que le pariesse, soñó que paría un ramo de laurel, é que en breve tiempo crescía lleno de flo-

birth, dreamed that she bore a laurel branch which in a short time grew full of flowers and fruit (Christopher Landino). It is also related in the history of the glorious Saint Dominic that his mother, when she was pregnant with him, dreamed that she bore a dog with black and white spots with a burning torch in his mouth. The presage of this dream came true with the preaching of this holy doctor, light and slendor of the Catholic faith and founder of the holy Order of Preachers of the truth of the gospel against heresy and apostasy. The dog symbolizes the fidelity which this animal has above all other irrational animals to his master, and the black and white denote the habit of the order; the white symbolizes cleanliness and chastity, and the black signifies the firmness and constance of Catholic perseverence, which this blessed man had in Christendom and which all those who follow him have as well.

Here is another example which harmonizes with what was said first about an antidote against the herb. It is a dream of Alexander the Great, which is related by Quintus Curcius (*History of Alexander the Great*, Book IX). While Alexander was combatting those of the kingdom of Sambi, the latter

res é fructa (Xristophoro Landino). También se lee en la historia del glorioso Sancto Domingo, cómo su madre soñó estando preñada dél, que paría un perro, manchado blanco é negro, con una hacha ardiendo en la boca; y la pronosticación que con obra resultó de su sueño, fue la predicación deste sancto doctor, lumbre é resplandor de la fe cathólica, é fundador de la Sagrada Orden de los Predicadores de la verdad evangélica contra la heregía é apostasía. E el perro se entiende por la fidelidad queste animal tiene en excelencia sobre todos los otros animales irracionales con su señor, y la color dél blanca y negra, denota el hábito desta religión: lo blanco significa la limpieça é castidad, é lo negro la firmeça é constancia de la cathólica perseverancia que en la chripstiana república este bienaventurado tuvo, é la que tienen todos los que le siguen. Mas lo que aquí paresce que quadra con lo que propuse primero del remedio contra la hierva, es el sueño de Alexandro Magno, del qual dice Quinto Curcio (Hist. Alex, Magn., lib. IX) que, combatiendo con los del reyno de Sambi, aquellos trayan las espadas entosicadas, é al que herían moría súbito ó muy presto, sin poder los médicos comprender la causa, siendo la herida ligera ó pequeña. Herido assi Tholomeo, estaba Ale-

fought with swords with poison on their tips. Whoever was wounded by a sword would die immediately or so quickly that the physicians could not understand the cause, even though the wound was light or small. When Tholomeus was wounded in this way, Alexander felt great sorrow since he loved him much, especially since it was suspected that they were brothers and sons of King Philip. Alexander was overcome by a heavy sleep, and when he awoke, he said that he had a vision in which there appeared the image of a dragon which held in his mouth an herb which was given to him as a remedy against poisoning. He mentioned the color and shape of the herb and said that he would recognize it if it were brought to him. He had it put on the wound and at once the pain was taken away, and in a short time the wound was healed. Justinian (Book XII) speaking of the same case, says that when Alexander was arriving in the city of King Ambigrrus, the citizens made poisoned darts which they used, and among those wounded was Tholomeus, wounded to such an extent that he looked dead. An herb as a remedy for the poison was revealed to King Alexander while he was sleeping. When it was obtained, Tholomeus was cured. With this anti-

xandro con mucha pena por ello, porque le quería mucho, y aún porque se sospechaba que era su hermano, é hijo del rey Phelipo. Vencido Alexandro de un sueño profundo, quando despertó, dixo que en visión le paresció la imágen de un dragón, el qual traya en la boca una hierva é se la daba para el remedio del veneno, é refería la color é forma de la hierva, é afirmaba que la conosceria, si le fuese trayda; la qual se halló, porque muchos la buscaban, é hízosela poner sobre la llaga, é súbito le quitó el dolor, é en breve tiempo sanó. En el mismo caso habla Justino (Just., liv. XII), é dice que, arribando Alexandro á la cibdad del rey Ambigero, aquellos cibdadanos fabricaron saetas evenenadas, y usando dellas, entre otros heridos fué Tholomeo herido de tal manera que ya parescía que era muerto; é que le fué enseñada al rey Alexandro (dormiendo) una hierva para el remedio del veneno, la qual venida, en continente, fué Tholomeo librado; con tal remedio fué salvada la mayor parte del exército de Alexandro. Aunque estos autores paresce que discrepan en la manera de la historia, ambos concluyen quel aviso, por donde este remedio de tal hierva se supo, fue el sueño de Alexandro.

Pues de otro sueño de un hidalgo, nuestro español, quiero yo

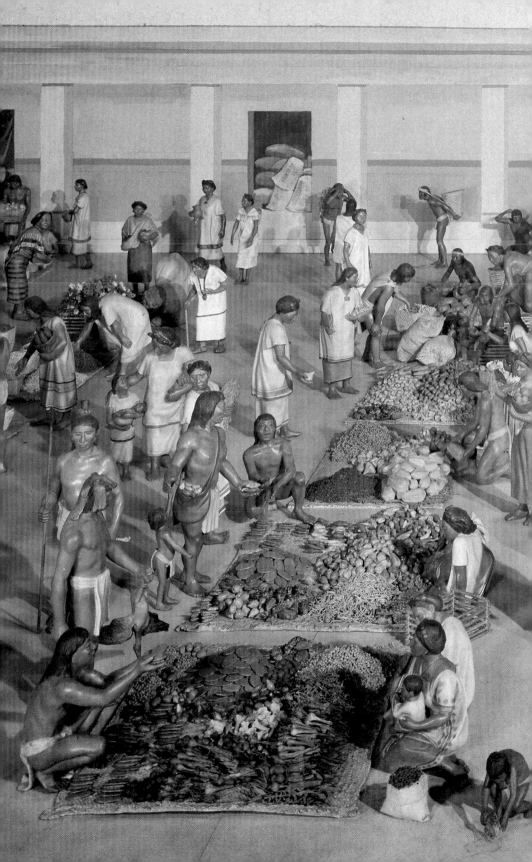

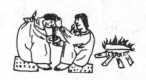

dote, a great part of Alexander's army was saved. Although these authors seem to disagree about the details of the historical event, both agree about the source of information about this medicinal herb: Alexander's dream.

I would like to indicate another dream of a Spanish gentleman; it was notable since it seems to one that it came from divine mercy, for prior to knowing a remedy, many Spaniards were in peril of dying because of the herb used by Indian archers called *Caribes*. The majority of the wounded died, raving and in great pain, biting their hands and arms cruelly. The good help which God has sent against this malady was obtained in the following way.

In 1540, a gentleman, a native of the town, Medina de Campo, named Garcia de Montalvo, son of Juan Vaca, appointed governor by the Duke of Maqueda and other towns in the realm of Valencia, was living on the island of Cubagua, and he dreamed one night that he had been wounded by an arrow of the Caribe Indians. Wounded and believing that he would soon lose his life like others whom he had seen die of such wounds, he decided to use mercury chloride powder as a remedy by putting it on the wound. He dreamed that his leg

poner aquí un notable que me paresce que procedió de la misericordia divina; pues que hasta se saber lo que aquí se dirá han peligrado é son muertos muchos españoles con la hierva de los indios flecheros, llamados caribes, y los que han padescido, por la mayor parte murieron, haciendo vascas é rabiando, mordiendo sus proprias manos é braços, é muy cruelmente. Y este bien y socorro que Dios ha enviado para esto, se supo desta manera.

Estando el año que passó de mill é quinientos é quarenta años en la isla de Cubagua un hidalgo, natural de la villa de Medina de Campo, llamado García de Montalvo, hijo de Juan Vaca, gobernador que fué de Elche é otras villas en el reyno de Valencia, por el duque de Maqueda, soñó una noche que le avían dado un flechaço los indios caribes y que estando assí herido y creyendo presto perder la vida, como otros quél avía visto morir assí heridos, avía tomado por remedio de se echar en la herida polvos de solimán vivo, é soñaba que estaba assí atada la pierna: é muy temeroso, encomendándose á Nuestra Señora, Sancta María del Antigua, despertó con mucha alteración, tanto que los que le vieron assi, le preguntaron que qué avía é que temor era aquel que tenía, é se allegaron á él, para

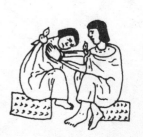

was tied, and fearful, praying to Our Lady Sancta Maria del
Antigua, he awoke in great agitation to such an extent that
those who saw him like this asked him what had happened
and what the nature of his fear was. They gathered around
him to give support and help to relieve him of his fright.
Montalvo became himself again when he saw that he was not
wounded and that the dream had caused his agitation; he
then began giving thanks to God and to his blessed mother.
He then related what he had dreamed and was determined to
try that remedy on the first one to be discovered wounded by
that herb. He was sure in his soul that it would cure anyone
who used it. I have been informed by credible persons, in
particular by the reverend and devout religious man, Fray
Andres de Valdes of the Order of Saint Francis, worthy of
complete trust and known by me for many years, who wrote
to me from the same island where he resided at that time,
that that gentleman dreamed about that which has been
mentioned three times, viz., a good remedy against the herb
was mercury chloride. Later the same Montalvo went to the
mainland, where Indians wounded a fellow traveler with
arrows. The wound was opened and rubbed with mercury

le esforçar é ayudar á desechar su espanto. E el Montalvo, re-
tornando en sí, como se vido sin herida é conosció que de aquel
sueño era su turbación, començó a dar gracias á Dios é á su
bendita Madre, é contó lo que avía soñado, é dixo quél propo-
nía de probar aquel remedio con el primero que viesse herido
de la hierva, porque en su ánimo tenía asentado que sanaría
quien assí se curasse y segund yo fuí informado de personas de
crédito, y en especial de un reverendo y devoto religioso, llamado fray Andrés de Valdés de la Orden de Señor Sanct.
Francisco, digno de entero crédito y de muchos años mi conos-
cido, que me escribió desde la misma isla, donde en essa saçon
residía, que aquel hidalgo soñó lo ques dicho tres veces, que
para el remedio de la hierva era bueno el soliman; y que
después passó el mismo Montalvo á la Tierra-Firme, é flecha-
ron los indios á un compañero de los que con él yban, é abrié-
ronle el flechaço é fregáronle la herida con soliman; y escapó.
E está ya tan experimentado este remedio, que, assi como en
Castilla acostumbraban los soldados, en el tiempo de la guerra
de los moros, traer atriaqueras contra la ponçoña de la hierva
(vedegambre), assi agora acá los que siguen la guerra contra
aquellos indios fiecheros, traen consigo soliman molido. E

chloride, and he was relieved. This remedy has been used in many cases by now. For example, in Castille, the soldiers in time of war against the Moors used to take something against the poison of the herb, white hellebore (veratum album) so now those who battle with Indian archers here take along ground mercury chloride. Some people tell me that they have seen it cure wounds, after Montalvo's revelation or dream.

It is not dangerous and it is a quick help. The way to use the cure is by first sucking all the poison out immediately, then opening the wound a little more and filling it up with mercury chloride powder and binding it and putting the wounded person in a protected place where he is not subject to drafts and where he is given a special diet. Within four or five days, a root, like a nail or callous, comes out of the wound. Then the hole fills up with flesh and is cured as any other wound or sore. Soon there is no lesion. The mercury chloride prevents the poison from the herb from advancing and makes it turn back and convert itself into that nail. Thus, no one who is wounded in this manner is in danger, except if he is wounded in the stomach or in other internal organs of the body, in which parts this mentioned cure has no effect.

dícenme algunos que han visto curar á heridos, después de aquesta revelación ó sueño de Montalvo, que ninguno peligra, si es socorrido presto; y que la forma de la cura es que le chupan la herida presto, todo lo posible, é le abren el golpe un poco más y le hinchen la llaga de polvo de soliman molido, é se la atan é la ponen al enfermo donde esté apartado é guardado de ayre: é ha de tener dieta, y dentro de quatro ó cinco días le sale de la herida una raíz, como uña ó un callo, é después aquel hoyo que queda se encarna é se cura, como otra llaga ó común herida, é presto queda sin lesión alguna. Por manera quel soliman ataja é hace que la ponçoña de la hierva no proceda adelante en su reigor, sino que torne atrás é se resuma é convierta en aquella uña, é que ninguno que herido sea, peligre, excepto si no fuese herido en el vientre ó hueco del cuerpo, donde no se pudiese efectuar el remedio é cura ques dicho.

E ya los hombres que siguen la guerra donde hay flecheros, andan tan confiados en esta medicina, que no tienen en nada la ponçoña de esa hierva. Cosa ha seydo muy notable, é lo es, para dar infinitos loores á Dios, por tan señalado socorro y merced, como ha hecho á los chrispstianos en mostrarles á se curar en esta tan dificultosa guerra y peligro tan manifiesto é

Those men who still battle with archers are so confident in this medicine that the poisonous herb is no threat. This has been such a notable thing that God deserves infinite praise for having manifested his help and mercy, e.g. to Christians in showing them how to obtain a cure in this difficult war and manifest danger and of such importance, that I dare to say that after Admiral Christopher Columbus, who was the first one who discovered these our Indies, no more useful man has come here to protect the Christians and soldiers of the conquest as Garcia de Montalvo, who gave us his dream or revelation. Rather, thanks are given to God in his mercy, because of whose goodness and clemency, we have such wonderful results. The reverend master in sacred theology, Pedro Ciruelo, in his Catholic treatise, written to reprove superstitions and witchcraft, says that dreams come to men for three reasons, i.e., natural, moral, and theological, of which three, the last one is relevant in our case, i.e., a theological or supernatural cause of dreams is the creation of dreams by the revelation of God or of a good or evil angel who moves man's imagination and indicates their meaning. In this way, as Holy Scripture says, God, in the old law spoke to the prophets

de tanta importancia, que oso decir que después del almirante, don Chripstóbal Colom, que fué el primero descubridor destas nuestras Indias, no ha passado á ellas otro hombre más útil para la conservación de los chripstianos é mílites desta conquista, como García de Montalvo y su sueño ó revelación, diciendo mejor. Mas por tanto las gracias á solo Dios se den é á su misericordia, de cuya bondad é clemencia ha resultado notoriamente tanto bien, porque, como dice el reverendo maestro en sancta theologia, Pedro Ciruelo, en aquel cathólico tractado que escribió en reprobación de las supersticiones y hechicerías: los sueños vienen á los hombres por tres causas, es á saber: natural, moral y theologal, y destas tres la última es la que aquí hace al propósito, de la qual dice que la theologal y sobrenatural es, quando los sueños vienen por revelación de Dios ó de algun ángel bueno ó malo, que mueve la fantasía del hombre y le representa lo que le quiere decir. Desta manera dice la Sagrada Escriptura que en la Ley vieja Dios hablaba á los profetas, quando dormían; y el Evangelio dice que el buen ángel de Dios aparescía entre sueños á Joseph, esposo de la Virgen, Madre de Jesu-Chripsto, nuestro Redemptor, é despues apareció á los Reyes Magos, durmiendo ellos y los avisó

as they slept. The gospel says that the good angel of God appeared to Joseph, bethroed to the Virgin Mary, mother of our lord, Jesus Christ, and later he appeared to the Magi as they lay asleep to warn them not to go back to King Herod. The devil also spoke in dreams to the great necromancer, Balam, so that he would curse and bewitch God's people. In the same way, he speaks in dreams to necromancers and soothsayers who have a public or secret pact with him. He reveals many things to them so that they can predict what will be. The difference between these two manners of revelation is this. The revelation of God or of a good angel does not mention vain things, nor does it occur many times. It deals with something of great importance to the common good of God's people, and with such a vision that man is quite sure that the revelation comes from a good agent, since God enlightens man's understanding and certifies the truth. On the other hand, in the dreams of necromancers and soothsayers, there is no such certitude. They are repeated over and over and are concerned with trivial matters, and they leave man blind and deceived by the devil. This is said by Master Ciruelo, who was mentioned above. Applying this to our case, we can say that

para que no tornasen al rey Herodes: y el diablo, entre sueños habló al gran nigromántico Balan, para que fuesse á maldecir y encantar al pueblo de Dios. Y de la misma manera habla en sueños á los nigrománticos y adevinos que tienen pacto público ó secreto con él, y les revela muchas cosas, para que adevinen lo que ha de venir. La diferencia que hay entre estas dos maneras de revelaciones es aquesta. Que en la revelación de Dios ó del buen ángel no se hace mención de cosas vanas, ni acaesce muchas veces, sino por alguna cosa de mucha importancia y que pertenesce al bien común del pueblo de Dios, y con la tal visión queda el nombre muy certificado que es de buena parte, porque Dios alumbra el entendimiento del hombre y le certifica de la verdad. Mas en los sueños de los nigrománticos y adevinos no hay tal certidumbre, y vienen muchas veces y sobre cosas livianas y queda el hombre cegado y engañado del diablo. Todo lo dicho es del maestro Ciruelo alegado de suso. Por manera que reduciendo la sentencia desto á nuestro caso, podemos decir que fué revelación de Dios ó del buen ángel la de nuestro Montalvo.

Passemos á otras materias, y desta ninguno se desuyde, para que si nescessidad le ocurriere, se sepa aprovechar de lo que

the revelation made to our Montalvo came from God or from a good angel.

Let us go on to other matters. As far as this matter is concerned, let no one be impeded, in case of necessity, from knowing how to make use of what is written here so that it can be a help to whoever has need of it, for this is well-employed charity among Christians.

After having written what has been mentioned, I happened to be in Spain in November 1547, and I gathered information about García de Montalvo. He told me that it was true, and that he was the one who revealed the remedy of mercury chloride and that everything happened through the will and mercy of God in the manner related here.

aquí tengo escripto, ó para ayudar con este aviso á quien lo oviere menester, pues será caridad muy bien empleada entre chripstianos.

Después de aver escripto lo ques dicho, hallándome en España en el mes de noviembre de mill é quinientos é quarenta y siete, yo me informé del mismo García de Montalvo, é me dixo ser verdad é aver seydo el mesmo queste remedio del solimán enseñó, é que subcedió de la manera que está dicho por la voluntad é misericordia de Dios.

XXVI. How Mexican Women Give Birth and the Double Bath for Children

When the newly-wed woman in her pregnancy reached the seventh month, her kin, after having eaten and drunk, discussed the choice of the midwife with whose art and advice the delivery would be sure and easy. They then would go to see the woman whom they knew as the most competent in performing her art so that she would conserve the health of the woman in labor and aid her when she brought forth the child. They would beg her with fervent pleas to perform the service. She responded with reasons that she would carry out the task with all diligence and care for their satisfaction, for the good of the child, and for the health of the woman who would be a mother. After visiting the pregnant woman frequently, the midwife would not only take her to the baths, which are called *temazcal* in their native land and are used much by those people for pregnant women and young mothers as well as for convalescents but would also prescribe

XXVI. Del parto de las mujeres mexicanas y del doble baño de los niños

Cuando la nueva casada en su preñez llegaba al séptimo mes de embarazo, sus consanguíneos después de que habían comido y bebido discutían acerca de elegir la partera, con cuyo arte y consejo diera a luz más segura y fácilmente. Iban por consiguiente a la que conocían como más perita en la ciudad y más diligente en ejercer su arte, para que cuidase de la salud de la grávida y la ayudase cuando pariera, y se lo rogaban con fervorosas preces. Respondía ella con razones que haría en el asunto cuanto pudiera con toda la diligencia y cuidado que comprendiera que fuera conveniente para ellos y para el mismo y salud de la embarazada. Y así después la visitaba con frecuencia y no sólo la llevaba a menudo al baño, que se llama *Temazcal* en la lengua patria y que se usa mucho entre ellos para las embarazadas y paridas y para los convalecientes de enfermedades, sino que también prescribía la regla de vida que debía observarse con gran cuidado y religiosidad al tiem-

rules that ought to be observed with great care and religiousity at the time of the delivery and which she thought would be of great benefit for a sure and easy delivery and a great help during the period after childbirth. If the woman bearing her first child was weakened in the delivery, as happens at times, and she died, she was counted among the number of goddesses dwelling in heaven and inscribed in their list and later venerated with a cult fitting goddesses and buried in a solemn funeral. However, if the parturition was successful, the midwife would speak to the child as if he had use of reason and understood what he was told. She invoked the gods to procure for the child a privileged place among the gods and access to a good augury in his birth. She would ask what innate fate or destiny was his from the beginning of the world.

When the umbilical cord was cut, on the verge of shedding tears, the midwife would predict menacing calamities and indicate beforehand what unfortunate occurrences and work were destined to be his. While she washed the child, she would recite some accustomed prayers, greeting the goddess of the sea. Later she would jokingly and amiably talk with the new mother to console her in the suffering which she had

po de parir, lo que pensaba que había de ser muy benéfico para su seguridad y fácil parto, y después, instante este, la ayudaba activamente. Si la primeriza debilitada por el parto como suele a veces suceder, acontecía que muriera, era considerada en el número de las diosas celícolas e inscrita en el catálogo de ellas, y después se la veneraba con el culto debido a las diosas y se la enterraba con solemnes funerales. Pero si ocurría un parto feliz, la partera le hablaba al niño como si tuviera uso de razón y comprendiera lo que se le decía, procurando alcanzar el primer lugar de los dioses un feliz nacimiento para él y un acceso de buen agüero a esta luz, y preguntaba qué suerte o hado ingénito le tocaría desde el principio del mundo. Cuando cortaba el ombligo, casi derramando lágrimas le predecía amenazadoras calamidades y le narraba de antemano qué infortunios y labores le estaban reservados. Lavaba al niño con algunas oracioncillas acostumbradas, saludando a la diosa del mar y después se bromeaba dulce y agradablemente con la parida para consolarla de los dolores pasados. Por otra parte, los consanguíneos daban las gracias a la partera por su diligencia; congratulaban a la muchacha por la prole recibida y después se volvían a acariciar al niño. Pasados cuatro días

undergone. Besides, the kinfolk would express their gratitude to the midwife for her diligence and congratulate the young mother for the child received and fondle the infant. When four days after the birth passed and it was time to bathe the child for the second time and give him his name, the family would prepare refreshments and sundry kinds of food as was their customary and suitable practice for the celebration of the washing. In addition, a small shield, a bow and four arrows of a size proper for the child's age, and a small cloak like that used as a cape by the Mexicans were given to the child. If the infant was a girl, a *huepilli* and *cueitl* were used, special clothes for a girl and also a case, a distaff, and a spindle, and everything pertaining to the practice of sewing were given. When everything was prepared and the relatives of the parents arrived to celebrate the washing, the midwife was called. After sunrise, she would place a wash basin full of water close to the center of the patio, and holding the naked child in both hands, the aforesaid weapons being placed nearby, she would say, "My son, the gods, *Ometecutl* and *Omecihuatl*, who govern the ninth and tenth heavens have begotten you in this light and have sent you into this calami-

del nacimiento y llegado el tiempo en que tenía que ser bañado por segunda vez, y en que debía dársele nombre, preparaban bebida y varios géneros de manjares según su costumbre y lo que fuese idoneo para celebrar la fiesta del lavado. Además un pequeño escudo, un arco y cuatro flechas de tamaño que conviniera a esa edad y un pequeño manto de aquellos que hacen veces de capa entre los mexicanos. Pero si nacía una niña, hallaba dispuestos un *huepilli* y *cueitl*, vestidos peculiares a su sexo y además una petaquilla y la rueca y el huso, y todo lo que concierne al oficio de tejer. Hecho lo cual y llegados los consanguíneos de los padres para que se celebrara el lavatorio, llamaban a la partera. Esta, salido el sol, colocaba un lebrillo lleno de agua cerca de la mitad del patio y teniendo con ambas manos al niño desnudo, y poniéndole junto los sobredichos armamentos, le decía: "Hijo mío, los dioses Ometecutli y Omecihuatl, que ejercen su imperio en los cielos noveno y décimo, te han producido a esta luz y te han enviado a este mundo calamitoso y lleno de penas. Abraza por consiguiente las linfas que han de conservar tu vida o sea a la diosa Chalchiuhtlicue". Al mismo tiempo, tomando agua con la mano derecha rociaba la cabeza del infante, agregando: "He aquí el

tous world, full of pain. Therefore, take hold of this water, which will protect your life in the name of the goddess *Chalchiuhtlicue.*" At the same time, taking water in her right hand, she would sprinkle it on the head of the infant saying, "Behold, this element without whose help no mortal can survive." Then with the same water, she would sprinkle it on the child's chest saying, "Receive this heavenly water which washes the impurity from your heart." She would pour water for the second time on the head of the infant and say to him, "Son, receive the divine water which if not drunk, nobody can live, so that it can cleanse you and eliminate your misfortunes which form part of your existence since the beginning of the world. It is truly its peculiar property to oppose all adverse fortune." At the same time she would wash the little body of the infant completely proclaiming, "Which part of you hides unhappiness? In which member are you hidden? Leave the child. Today he is truly reborn through healthful waters with which he has been sprinkled under the guidance of the goddess of the sea." At the same time she would lift up the child towards heaven adding, "Oh great *Teuel* and *Omecihuatl*, creators of souls, I offer you this child, whom you

elemento sin cuyo auxilio no puede conservarse ninguno de los mortales". Después, con la misma agua regaba el pecho diciendo: "Recibe el agua celeste que lava la inmundicia del corazón", y echándola por segunda vez a la cabeza le decía: "Hijo, recibe el agua divina fuera de cuya bebida a nadie se ha concedido vivir, para que lave y extermine tus infortunios, congénitos en tí desde el mismo principio del mundo: es en verdad peculiar a ella oponerse a la adversa fortuna"; al mismo tiempo lavaba completamente el cuerpecillo del infante clamando: "¿En qué parte escondes infelicidad ó en qué miembro te ocultas? Apártate del niño; hoy en verdad renace por las aguas saludables con que ha sido rociado bajo el imperio de Chalchiuhtlicue, diosa del mar", y al mismo tiempo levantaba al niño hacia el cielo agregando: "Gran Teuel y Omecihuatl, creadores de las almas, os ofrezco este niño que formásteis a esta vida breve y llena de labores, para que lo recibáis y para que le déis vuestra fuerza". Y levantándolo por segunda vez decía: "A tí también te invoco, Diosa Citlallatonac, y te conjuro que impartas tus fuerzas a este niño". Levántandolo por tercera vez decía: "A vosotros, oh dioses celestes, invoco e imploro vuestro numen. Soplad, os ruego, sobre este

have formed and sent into this life of brief span and full of labor so that you will receive him and give him your force." And lifting him for the second time, the midwife would say, "I also invoke you, oh goddess *Citlallatonac*, and I implore you to give your force to this child." Lifting him for the third time, she would say, "Oh celestial gods, I call on you and implore your deity. Blow, I beg you, upon this child to generate in him this divine power which emanates from you so that he may enjoy heavenly life." Lifting him again for the fourth time, she would say to the sun and to the earth," Highest father of all and you, oh earth, also mother of all, behold what I here offer you: this tender child. Receive him, both of you. Since he has been born for military life, after he has manifested illustrious signs of valor, grant him to die while fighting." Then the midwife would take with her right hand the shield, the bow and arrows, and raising all these things to the same height, she would speak in this way to the sun, which is another Mars for this people, "Highest sun, receive these arms of battle dedicated to you with which he can obtain happiness in heaven, which is granted to soldiers who fall in battle, to enjoy incredible delights." While these things

niño generando para él esa divina facultad que emana de vos para que goce de la vida celeste". De nuevo, elevándolo por cuarta vez decía al sol y a la tierra: "Optimo Padre de Todos, y tú Tierra, madre también de todos, ved aquí que os ofrezco este tierno niño. Recibidlo ambos y puesto que ha nacido para la vida militar, después de que haya dado muestras preclaras de valor, concededle morir entre las armas". Y luego tomaba con la mano derecha el escudo, el arco y las flechas, y elevando todo igualmente, hablaba de esta manera al sol, que es otro Marte entre esta gente: "Optimo sol, recibe estas armas bélicas dedicadas a tí con las cuales te deleitas sobremanera y permite que el niño equipado con ellas gane al fin la felicidad celeste, donde se concede a los militares que caen en la batalla, gozar de delicias increíbles". Mientras se hacen todas estas cosas, ante cuatro teas ardientes se le daba nombre, repitiéndolo tres veces y diciendo también tres veces: "Toma las aramas, tomas las armas, niño, con las cuales plazcas y sirvas al Luminar Máximo". Después lo rodeaban los manjares puestos junto al lugar donde había sido lavado el niño, para que fueran arrebatados, y huyendo y tragando durante la misma fuga clamaban: "Te importa, oh niño recién nacido, ir a la

were taking place, before four burning torches, the child was given his name, which was repeated thrice. She also said three times, "Take these arms, thake these arms, child, with which you will please and serve the highest light." Later the child was surrounded by toys; then the children would hurry to the place where the food was, next to the place where the child had been washed. Snatching the food, running away, and swallowing it as they went, they would say, "It is important for you, newly born child, to go to war and die in battle so that you will be taken to heaven, where you will serve the Sun and live a peaceful and happy life together with the people of your family, the bravest of men while they were living and later missed when they went into combat." These words demonstrated that every boy was born to go to war in obedience to the sun. These things done, the midwife would return with the child to his parents' house. The torches would be carried at the head of the procession and would remain burning until the fire was consumed and they would burn out completely.

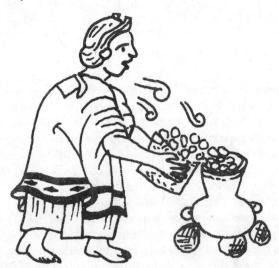

guerra y morir en la batalla misma, para que al fin seas llevado al cielo, sirvas al sol y pases una vida tranquila y feliz entres sus familiares, varones fortísimos, mientras tuvieron vida, y después, echados de menos en el combate". Con las cuales palabras indicaban que todos los niños dedicados a hacer la guerra en obsequio del sol. Acabadas estas cosas, la partera volvía a llevar al niño a casa de sus padres, precediéndoles las teas, las cuales se dejaban arder hasta que, consumidas, se extinguían completamente.

XXVII. Doctors Called Titici

Among the Indians, both men and women practice medicine indiscriminately. They are called *titici*. They neither study the nature of illnesses and the differences among them nor know the causes of illnesses or the reasons for accidents. They are accustomed to prescribing medicine but they do not follow a method in curing illnesses. Being entirely empirical, they use only those methods involving herbs, minerals, or animal parts which have been handed down from their ancestors and which they will hand down to their children. They prescribe only diets. They do not cut anyone's veins even when because of a cut on the skin they take out blood and burn the body. Wounds are cured by applying simple medicine or by covering them with different kinds of flour. They are aided in great part with these things, but they rarely use compound or mixed medicines. Among their ranks there are neither surgeons or pharmacists but only doctors who practice general medicine completely One wonders what an inept and artless and dangerous way this is to cure people, since women immediately after giving birth are made to take

XXVII. De los Medicos que Llaman "Titici".

Entre los indios practican la medicina promiscuamente hombres y mujeres, los que llaman *Titici*. Estos ni estudian la naturaleza de las enfermedades y sus diferencias, ni conocida la razón de la enfermedad, de la causa o del accidente, acostumbraban recetar medicamentos, ni siguen ningún método en las enfermedades que han de curar. Son meros empíricos y solo usan para cualquier enfermedad aquellas yerbas, minerales o partes de animales, que como pasados de mano en mano han recibido por algún derecho hereditario de sus mayores, y eso enseñan a quienes les siguen. Apenas recetan dieta a alguno. No cortan una vena a nadie, aún cuando por una incisión en el cutis alguna vez saquen sangre y quemen los cuerpos. Las heridas se curan con medicamentos simples o cubriéndolas con sus harinas; con estos se ayudan en su mayor parte y usan rara vez medicamentos compuestos o mezclados. No se encuentran entre ellos cirujanos ni boticarios, sino solo médicos que desempeñan por completo toda la medicina. Y es de admirarse de qué manera tan inepta y carente de arte y con gran peligro de toda la gente, puesto que obligan a las paridas enseguida, des-

steam baths and then to wash both themselves and their recently born children in very cold water after taking the bath called *temazcalli*.

What can I say? Even feverish people with eruptions and other kinds of neasles are wet with cold water. This is to be feared no less than rubbing their bodies with very hot things. They, however, answer the objection with audacity by saying that heat fights heat.

Extremely strong and highly poisonous pharmaceutical remedies are used without counteracting the poison by any kind of preparation. People suffering from something are not examined immediately, nor even before they are made to take medicine which dissolve humors or make people have bowel movements, nor do they understand how to adapt the various kinds of remedies for the different types of humors which must be eliminated. No mention is made of crises or obligatory days of repose. Of course, they allow young mothers to take cold medicine and astringents to strengthen their kidneys, as people say when they should rather open the channels of the uterus to provoke menstruation. They use the same things to cure fleshy excrescence of the eyes, syphilis,

pués de parto, a darse baños de vapor y a lavarse ellas mismas y a sus niños recién nacidos en agua helada después del mismo baño, llamado *temaxcálli*. ¡Qué digo! si hasta a los febricitantes con erupciones y otra clase de exantema rocían con agua helada. Esto no es menos temerario que frotarles los cuerpos con cosas muy calientes, y responden con audacia a quienes les redarguye, que el calor se vence con el calor.

Usan remedios farmacéuticos vehementísimos y sumamente venenosos, sin que el veneno esté cohibido o refrenado por ningún género de preparación. No examinan inmediatamente a los que padecen enfermedad, ni principalmente antes de hacerles tomar medicinas que digieran el humor o la hagan idónea para la evacuación. Ni entienden el adaptar los varios géneros de remedios a los varios humores que haya que evacuar. Ni mención alguna de la crisis ni de los días judicatorios. Permiten desde luego a las recién paridas usar medicamentos frígidos y astringentes para fortalecer los riñones según dicen, cuando más bien debieran abrir las vías del útero y provocar la menstruación. Con las mismas cosas curan las excrecencias carnosas de los ojos, el gálico, y a los privados de movimiento por la falta de humor en las articulaciones; a estos últimos no

and the privation of movement because of the lack of humor in the joints. The last case, however, does have good results, perhaps as an effect of dryness. It even happens that extremely hot medicaments are applied to inflamed eyes and in great part against nature to tumors, and cold, sticky, or astringent medicaments are indiscriminately used without taking into account the periods of illness or the parts affected. Thus, even when there is an abundance of different healthful herbs, they do not know how to use them properly, nor do they take advantage of their true usefulness.

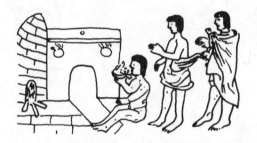 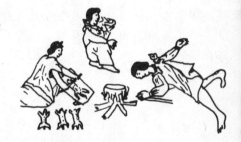

enteramente sin buen resultado, tal vez como efecto de la resequedad. Y aún ocurre que apliquen medicamentos sumamente calientes a los ojos inflamados y también gran parte, en contra de la naturaleza, a los tumores y sin ninguna distinción usan medicamentos frígidos, glutinosos o astringentes sin tomar en cuenta los períodos de la enfermedad o el lugar afectado. Y así, aún cuando abundan en maravillosas diferencias de yerbas salubérrimas, no saben usarlas propiamente, ni aprovecharse de su verdadera utilidad.

XXVIII. PERIODIC SICKNESSES WHICH DETAIN THE PROGRESS OF THE MEXICAN POPULATION

NATURAL AND INNOCULATED SMALL POX. MATLAZAHUATL.

We still have to examine the physical causes which almost periodically arrests the growth of the Mexican population. These causes are smallpox, the cruel disease which the natives call *matlazahuatl* and, above all, hunger, whose effects leave their marks for a long time. Smallpox, which was introduced in the year 1520, does not seem to be dangerous except every 17 or 18 years. In the equinoctial regions, this disease, like that of dark vomit and others, has its fixed periods from which there is no variation. The havoc caused by smallpox in 1763 and even later in 1779 was terrible. On the latter occasion it snatched away the lives of 9,000 persons in the capital of Mexico. Every night wagons would pass through the streets to gather the corpses; it looked like Philadelphia during the

ALEJANDRO DE HUMBOLDT

XVIII. ENFERMEDADES PERIODICAS QUE DETIENEN EL PROGRESO DE LA POBLACION MEXICANA.

VIRUELAS NATURALES E INOCULADAS. El "Matlazahuatl".

Nos falta examinar las causas físicas que detienen casi periódicamente el aumento de la población mejicana. Estas causas son las viruelas, la cruel enfermedad que los indígenas llaman *Matlazahuatl*, y sobre todo el hambre, cuyos efectos dejan rastros por mucho tiempo.

Las viruelas introducidas desde el año de 1520, parece que no son peligrosas sino cada 17 ó 18 años. En las regiones equinocciales tiene esta enfermedad, como la del vómito prieto y otras varias, sus períodos fijos de que no suele salir. Los destrozos que hicieron las viruelas en 1763, y más aún en 1779, fueron terribles: en este último año arrebataron a la capital de Méjico más de nueve mil personas; todas las noches andaban por las calles los carros para recoger los cadáveres, como se

yellow fever epidemic. A large segment of Mexican youtn perished during that fatal year.

Less serious was the epidemic of 1797 because of the zeal with which innoculation was administered in the outskirts of Mexico in the diocese of Michoacan. In the capital of this diocese, Valladolid, of 6,800 individuals vaccinated, only 170 died, which signifies a percentage of 2½. It should be noted that many who died were vaccinated when they must have already been inflicted with the disease caused by natural contagion. 14% of those not vaccinated died. They were of all ages. Many special groups, among whom the clergy distinguised themselves, showed on this occasion a patriotism worthy of praise by detaining the progress of the epidemic by applying vaccinations. I am content to point out two equally illustrious men, Señor Reaño, intendant of Guanajuato[1] and Don Manuel Abad,[2] penitentiary canon of the cathedral of Valladolid, who have always had as their generous and disinterested objective the public welfare. More than 50 to 60 thousand individuals in this country were vaccinated.

Matlazahuatl, a special disease of Indian tribes, is scarcely seen except from one century to the next. It caused immense

hace en Filadelfia en la época de la fiebre amarilla; una gran parte de la juventud mejicana pereció en aquel año fatal.

Menos mortal fue la epidemia de 1797, en lo cual influyó mucho el celo en que se propagó la inoculación en las inmediaciones de Méjico y en el obispado de Michoacán. En la capital de este obispado, Valladolid, de 6.800 individuos inoculados no murieron sino 170, que corresponde a 2½ por 100; y debe observarse que muchos de los que perecieron fueron inoculados, cuando ya probablemente estaban atacados del mal, por efecto del contagio natural. De los no inoculados dejaron de existir 14 por 100, de todas las edades. Muchos particulares, entre los cuales se distinguió el clero, deplegaron en esta ocasión un patriotismo muy digno de elogio, conteniendo el progreso de la epidemia por medio de la inoculación. Me contentaré con señalar a dos hombres igualmente ilustrados, el señor Reaño, Intendente de Guanajuato,[1] y don Manuel Abad,[2] canónigo penitenciario de la Catedral de Valladolid, cuyas miras generosas y desinteresadas han tenido siempre por objeto el bien público. Se inocularon entonces en el reino más de 50 a 60.000 individuos.

El *Matlazahuatl*, enfermedad especial de la casta india ape-

havoc in 1545, in 1576, and in 1736. Spanish authors call it "pestilence." The most recent of these epidemics took place at a time when in the capital, medicine was not yet considered a science, thus we lack exact reports about this disease. Undoubtedly, it has some similarity to yellow fever of dark vomit, but it does not attack white men, whether they are Europeans or indigenous descendants. Individuals of the Caucasian race do not seem to be exposed to this mortal typhus; on the other hand, yellow fever or dark vomit rarely attacks Mexican Indians. The main location for dark vomit is the maritime region whose climate is excessively hot and humid. *Matlazahuatl*, on the contrary, spreads panic and death as far as the interior of the country, in the central plains, and in the colder and drier regions of the country.

Father Toribio, a Franciscan, known more by his Mexican name of Motolinia[3] assures us that the introduction of smallpox in 1520 by a Negro slave of Narvaez[4] seized one half of the inhabitants of Mexico. Torquemada says that in the two epidemics of *matlazahuatl*[5] in 1545 and 1576, 800,000 and 2,000,000 Indians died respectively.

nas se deja ver sino de siglo en siglo; hizo mil desastres en 1545, en 1576 y en 1736; y los autores españoles le dan el nombre de peste. Como la más moderna de estas epidemias se verificó en una época en que aún en la capital no se miraba la medicina como ciencia, nos faltan noticias exactas acercan de esta enfermedad. Sin duda, tiene alguna analogía con la fiebre amarilla o con el vómito prieto, pero no ataca a los blancos, sean europeos o descendientes de indígenas. Los individuos de la raza de cáucaso no parecen estar expuestos a este tifus mortal, al paso que por otra parte, la fiebre amarilla o el vómito prieto ataca rarísima vez a los indios mejicanos. El asiento principal del vómito prieto es la región marítima, cuyo clima es en exceso caliente y húmedo. El *Matlazahuatl*, al contrario, lleva el espanto y la muerte hasta lo interior del país, en el llano central, en las regiones más frías y más áridas del reino.

El P. Toribio, franciscano, más conocido por su nombre mejicano de Motolinia,[3] asegura que las viruelas introducidas el año de 1520 por un negro esclavo de Narváez,[4] arrebató la mitad de los habitantes de Méjico. Torquemada dice que en las dos epidemias de *Matlazahuatl*,[5] de 1545 y 1576, murieron en la primera 800,000 y en la segunda dos millones de indios.

[1] This is Juan Antonio Riaño, intendant for the province of Guanajuato, who gave strong resistance to Father Miguel Hidalgo when he attacked the *Alhondiga de Granaditas* on September 28, 1810.

[2] Manual Abad y Queipo, bishop of Michoacan during the War of Independence and a friend of Hidalgo's, published edicts and acts of excommunication against Hidalgo, accusing him of being a brigand and a highwayman.

[3] Fray Toribio de Benavente, known later as Motolinia, is the author of a priceless chronicle, *History of the Indians of New Spain*, which presents a formidable account of one of the most interesting times of our history.

[4] Cuitlahuac, successor to Moctezuma and hero of the battle of *la noche trists* (a sad night indeed for the Spaniards), died a victim of the smallpox epidemic which devastated the entire country.

[5] This epidemic was also called *teozahuatl*, divine pimple.

(1) Se trata de Juan Antonio Riaño, Intendente de la Provincia de Guanajuato, que tan tenaz resistencia presentó al cura Miguel Hidalgo cuando éste atacó la Alhóndiga de Granaditas, el día 28 de septiembre de 1810.

(2) Manuel Abad y Queipo, obispo de Michoacán en tiempos de la guerra de Independencia y amigo de Hidalgo, publicó contra éste edictos y excomuniones, acusándolo de bandolero y salteador.

(3) Fray Toribio de Benavente, conocido más tarde por el nombre de Motolinia, es el autor de una inestimable crónica que presenta un formidable cuadro de una de las épocas más interesantes de nuestra historia: *Historia de los Indios de Nueva España.*

(4) Cuitláhuac, sucesor de Moctezuma y héroe de la jornada bélica de la Noche Triste (noche triste para los españoles), pereció víctima de la epidemia de viruelas que asoló al país entero.

(5) A esta epidemia se le llamó también Teozáhuatl, *grano divino.*

XXIX. CHILDREN

It is a custom in this land to greet a newly born infant by saying, "Oh child, oh little one, you have come into the world to suffer. Then suffer, endure, and be quiet." A little lime is placed on his knees and one says," You are living, but you must die. Because of your numerous labors, you must become dust like this lime, which was once stone." People rejoice on that day in dance, in song, and in food.

It was a general custom for mothers not to give milk to their babies on the first day after their birth for the entire day so that with much greater hunger they would take the breast and with more intense desire and appetite; however, children would generally suck for four years uninterruptedly and there were even places where children would suck until they were 12 years old. Cribs are made of reed or light sticks so as to keep the load light. Babies are carried by their mothers or ladies on their necks or on their backs by means of a mantilla which covers the whole body. It is tied to the breast at the

XXIX. DE LOS NIÑOS.

Es costumbre en esta tierra saludar al niño recién nacido, diciendo: "Oh criatura ¡Ah chiquito! Venido eres al mundo a padescer; sufre, padesce y calla". Pónenle luego un poco de cal viva en las rodillas, como quien dice: "Vivo eres, pero morir tienes, o por muchos trabajos has de ser tornado polvo como esta cal, que piedra era". Regocijan aquel día con bailes y cantares y colación.

"Era general costumbre no dar leche las madres a sus hijos el primer día todo entero que nacían, porque con el hambre tomasen después la teta de mejor gana y apetito; pero mamaban generalmente cuatro años arreo, y tierras había que doce. Las cunas son de caña o palillos muy livianos, por no hacer pesada la carga. También se los echan las madres y amas al cuello sobre la espalda, con una mantilla que les toma todo el cuerpo, y que se la atan ellas a los pechos por las puntas, y de aquella manera los llevan camino, y les dan la teta por el hombro; huyen de empreñarse criando, y la viuda no se casa hasta

ends. In this way, they can carry their babies about and
suckle them over their shoulders. They do not want to get
pregnant while they are nursing and widows do not remarry
until the babies are weaned. If they do become pregnant
during that time, they become the object of criticism.

In some places, babies, on the first day of their birth, are
thrown into pools, fountains, rivers, or tubs so that their skin
can be fortified or perhaps so that the blood, smell, and dirt
which they have on their bodies from the wombs of their
mother can be washed off. This was a custom of some nations
here. When this is done, if the child is a boy, an arrow is placed in his right hand and if it is a girl, a spindle and shuttle
are placed in her hand; this signifies that they must possess
valor in this life, he with his weapons and she with her distaff.

In other groups, the infants were bathed seven days after
birth; in other groups this was done ten days after birth. On
the boy's left shoulder was placed a buckler and on the right,
an arrow. A broom was placed in the hand of the girl. This
indicated that one had to order and the other had to obey. A
name was given to them during this washing, not as they

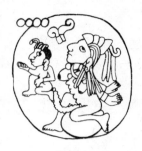

destetar el hijo; que mal contado les era lo contrario haciendo.
"En algunas partes zambullen los niños en albercas o fuentes o
ríos o en tinajas el primer día que nacen, por les endurecer el
cuero y carne, o quizá por lavarles la sangre, hedor y suciedad
que sacan del vientre de las madres; la cual costumbre algunas
naciones de por acá la tuvieron. Hecho esto, les ponen, si es
varón, una saeta en la mano derecha, y si hembra, un huso o
una lanzadera, denotando que se habían de valer, él por las
armas, y ella por la rueca.

"En otros pueblos bañaban las criaturas a los siete días, y en
otros a los diez que nacieron; y allí ponían al hombre una ro-
dela en la izquierda y una flecha en la derecha. A la Mujer
ponían una escoba, para entender que el uno ha de mandar y
el otro obedescer. En este lavatorio les ponían nombre, no
como querían, sino el del mesmo día en que nacieron; y desde
a tres meses suyos, que son de los nuestros dos, los llevaban al
templo, donde un sacerdote que tenía la cuenta y ciencia del
calendario y signos. les daba otro sobrenombre, haciendo muchas ceremonias, y declaraba las gracias y virtudes del ídolo
cuyo nombre les ponía, pronosticándoles muchos hados. Co-
mían estos tales días muy bien, bebían mejor, y no era buen

liked but according to the day when they were born. After three months (according to their calendar) which are two months according to ours, they were taken to the temple where a priest who had knowledge of and kept a count of the calendar and signs would give them other surnames with great ceremony. He would declare the graces and virtues of the idol whose name was given to the infants and predict a great destiny for them. Everyone ate very well and drank better than usual during those days, and whoever did not get drunk was not a good guest. Without these names of the seventh and seventieth days some people took others like *Tecuitli* and *Pilli*, but this happened only on rare occasions.

The punishment of the boys was the father's business, and that of the girls, the mother's. The boys would be whipped with nettles, and smoke was put into their nostrils as they were hung by their feet. The girls were tied at their ankles so that they could not leave the house. Their lips were wounded and their tongues, pricked for lying. These Indians are lusty at lying, and to correct or eliminate this vice, Quetzalcoatl ordered sacrifice of tongues. It was a dear price for many to pay for lying at the beginning when our Spaniards won the

convidado el que no salía borracho. Sin estos nombres de los días siete y setenta tomaban algunos señores otro, como era de *Tecuitli* y *Pillo*, mas esto acontescía raras veces.

"El castigo de los hijos toca a los padres, y el de las hijas a las madres. Azotándolos con hortigas, dándoles humo a narices estando colgado de los piés; atan a las muchachas de los tobillos, porque no salgan fuera de casa; hiérenlas en el labio y pico de la lengua por la mentira; son muy apasionados por mentir todos estos indios, y por enmienda y por quitarlos deste vicio ordenó Quetzalcoatl el sacrificio de la lengua. Caro les costó a muchos el mentir al principio que nuestros españoles ganaron la tierra; porque, preguntados donde había oro y sepulturas ricas, decían que en tal y tal cabo; y como no se hallase por más que cavaban descoyuntábanlos a tormentos y golpes, y aun los aperraban".

land, for when the Indians were asked where the gold and rich treasures were hidden, they would say that they were in such and such a place, and when the treasure was not found even after much digging, they suffered dislocation of their bones, tortures, and beatings, and even more ill treatment.

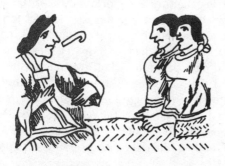

XXX. PRIESTS, DOCTORS, AND NECROMANCERS

Priests are called *piaches*. They are responsible for the honor of maidens about to be married, the science of healing, and the knowledge of prediction. Since they invoke the devil, they are magicians and necromancers. They cure with herbs and roots which are raw, cooked, and ground with the grease of fowl, fish, and animals, with wood and with other things which the common man does not know, and in the manner of enchanters, they pronounce such confusing words that even the very doctors do not understand them.

They lick and suck the place where there is pain to take away the bad humor which is causing it. The bad humor is not spit out in the presence of the patient but outside the house. If the pain, the fever, or the malady is aggravated, the *piaches* say that spirits possess the patients. The priests touch the entire body of their patients. They recite words of enchantment. They lick some joints, suck strongly and frequently at the place where they call and exorcise the spirit. Then they take the wood from a certain tree whose power only the *piache* knows; he swabs the mouth and gullet until the patients spits

XXX. SACERDOTES, MEDICOS Y NIGROMANTICOS.

"A los sacerdotes llaman *piaches:* en ellos está la honra de las novias, la sciencia del curar, y la de adevinar; invocan al diablo y, en fin, son magos y nigrománticos. Curan con yerbas y raíces crudas, cocidas y molidas, con sain de aves y peces y animales, con palo, y otras cosas que el vulgo no conoce, y con palabras muy reversadas y que aún el mesmo médico no las entiende; que usanza es de encantadores. Lamen y chupan donde hay dolor, para sacar el mal humor que los causa; no escupen aquello donde el enfermo está, sino fuera de casa. Si el dolor crece, o la calentura y mal del doliente, dicen los piaches que tiene espíritos, y pasan la mano por todo el cuerpo. Dicen palabras de encante, lamen algunas coyonturas, chupan recio y menudo, dando á entender que llaman y sacan espíritu. Toman luego un palo de cierto árbol, que nadie sino el piache sabe su virtud, friéganse con él la boca y gaznates hasta que lanzan cuanto en el estómago tienen, y muchas veces echan sangre: tanta fuerza ponen ó tal es la propiedad del palo. Sospira, brama, tiembla; patea y hace mil bascas al piache; suda dos horas hilo á hilo del pecho, y en fin, echa por la boca

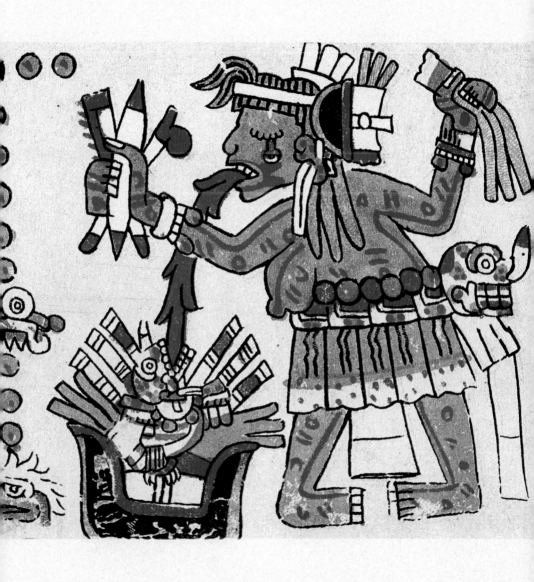

out blood because of the force exerted or because of the property of the wood. The patient sighs, bellows, shakes, kicks, and has a thousand convulsions in front of the *piache*. He sweats all over his chest, and he finally expectorates a thick phlegm in the midst of which is a hard black mass, which is taken to the fields outside the patient's house. Hurling it, the priest says, "There you go, devil. Devil, there you will go." If the patient is successfully cured, he gives all that he has to the doctor: if he dies however, it is said that his hour has come.

Piaches provide answers to questions of importance which they are asked, e.g., whether there will be a war or not, and if there is one, what the outcome will be, and what the year has in store, and if it will be one of scarcity or of plenty or of plague, and what the catch of fish will be like, and if they will sell at a good price.

They forewarn the people about future eclipses. They predict the coming of comets, and they say many other things. The Spaniards in desire and necessity asked the priests on one ocasion if some ships would arrive soon, and the priests told them that on such a day a ship would arrive with so many men and with such and such provisions and supplies. What

una como flema muy espesa, y en medio della pelotilla dura y negra, la cual llevan al campo los de la casa del enfermo, y arrójanla diciendo: "allá irás, demonio; demonio, allá irás". Si acierta el doliente á sanar, dan cuanto tienen al médico; si muere, dicen que era llegada su hora.

"Dan respuestas; los piaches si se les pregunta; más en cosas importantes, como decir si habrá guerra ó no, y si la hubiere, que fin tendrá; el año si será abundante ó falto, ó enfermo; si habrá mucha pesca, si la venderán bien.

"Previenen la gente antes que vengan los eclipses avisan de las cometas, y dicen muchas otras cosas. Los españoles, estando en deseo y necesidad, les preguntaron una vez si vernían presto naos, y les dijeron que para tal día vernía una carabela con tantos hombres y con tales bastimentos y mercaderías; y fué así como dijeron, que vino el mesmo día que señalaron, y trajo los hombres puntualmente y cosas que dijeron. Invocan al diablo desta manera: Entra el piache en una cueva ó cámara secreta una noche muy escura; lleva consigo ciertos mancebos animosos, que hagan las preguntas sin temor. Siéntase él en un banquillo, y ellos están en pie. Llama y vocea, reza versos, tañe sonajas ó caracol, y en tono lloroso dicen muchas veces:

they predicted came to pass. The ship arrived on the day predicted and brought the men and supplies indicated. They invoke the devil in this way: The *piache* enters a cave or a secret chamber on a very dark night. He takes along with him certain courageous young men to ask questions without fear. The priest sits on a bench, and the boys stay at his feet. He calls and shouts, recites verse, shakes rattles or snailshells, and in a lamenting tone, all of them say over and over, "Prorurere, prorurere", which are words of supplication. If the devil does not appear because of this invocation, the sounds are repeated. They sing verses of threat and gesticulate angrily. Wagging their heads, they make threats. When the devil arrives with his accustomed noise, the priest shakes his instruments fiercely and rapidly, and he responds.

This is the holiness of the priests. They have their price for curing and divining, and are thus rich men. They go to banquets and sit, separated from the rest of the people, by themselves. They get terribly drunk. It is said that the more they drink (vino), the more they prophesy (adivino).[1] They enjoy the flower of women since they deflower the virgins ready for marriage. They do not cure their own relatives. No one has

"Prorurere, prorurure", que son palabras de ruego. Si el diablo no viene á ellas, vuelve el son; cantan versos de amenazas con gesto enojado, hace y dice grandes fieros meneos. Cuando viene, que por el ruido se conosce, tañe muy recio y apriesa, y él responde.

"Esta es la cantidad de los piaches: Llevan precio por curar y adevinar, y así son ricos. Van a los banquetes, pero siéntanse aparte y por sí; embriáganse terriblemente, é dicen que cuanto más vino tanto más adevino, gozan la flor de mujeres, pues les dan que prueben las novias. No curan á parientes, y nadie puede curar si no es piache; aprenden la medicina y mágica desde muchachos, y en dos años que están encerrados en bosques, no comen cosa de sangre, no ven mujer, ni aún á sus madres ni padres no salen de sus chozas ó cuevas; van á ellos de noche los maestros y piaches viejos á enseñarles. Cuando acaban de aprender, ó es pasado el tiempo del silencio y soledad, toman testimonio dello, y comienzan á curar y dar respuestas como doctores".

the right to cure unless he is a *piache*. They are schooled in medicine and magic from the time they are boys, and for two years they are kept in the woods. They eat nothing with blood, nor do they see women; they do not even leave their caves or huts to see their parents. The old teachers and *piaches* go to see them at night to teach them. Once they learn, they give testimony of their learning and begin to cure and prescribe as doctors.

[1] This is a pun in Spanish. "Vino" (wine) is associated with "adivino" (prophet; translator's note).

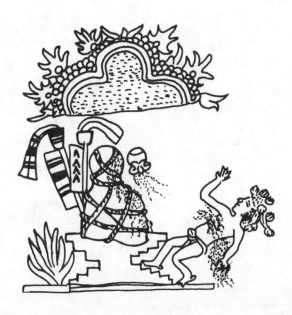

XXXI. HISTORY OF THE CINCHONA BARK

The historian of the Incas, Garcilaso de la Vega, in the reports which he has given on the pharmacopoeia of the children of the sun, does not mention the cinchona bark as an antidote for fever; this fact proves sufficiently that both in the time of the Incas and in his own, cinchona bark was not known. The historians of the conquest Blas Valera, Zarate, Herrera, and Torquemada, do not say anything about the precious spice used as a febrifuge either. It makes its first appearance during the Spanish domination between the years 1635 and 1636.

Its discovery was first attributed to chance, and the story of what took place was rather stupid. An Indian who was suffering with fever was crossing through a jungle and dying of thirst when he found in his way a puddle of stagnant water across which was lying a broken piece of cinchona bark. (The story does not reveal what species it was). The Indian drank deeply of this reddish water, which not only slaked his thirst

XXXI. HISTORIA DE LA QUINA

El historiador de los incas, Garcilaso de la Vega, en los informes que ha dado sobre la farmacopea de los Hijos del Sol, no hace mención de la quina como antídoto de la fiebre, lo que prueba suficientemente que en el tiempo de estos, como en el suyo, la quina no era conocida. Los *historiadores* de la conquista, Blas Valera, Zárate, Herrera, Torquemada, no dicen nada tampoco de la preciosa especie de febrífuga, y es cuestión de ella por primera vez durante la dominación española, entre los años 1635 y 1636.

Primero se atribuyó su descubrimiento al azar, y la historia que se hizo de él fue bastante estúpida. Un indio atacado de la fiebre cruzaba una selva y muriéndose de sed, encontró a su paso un charco de agua estancada, sobre el cual yacía atravesado un quino desarraigado (la historia no dice a qué género pertenecía). El indio bebió a largos tragos de esta agua rojiza que, al mismo tiempo, le quitó la sed y lo libró de su terciana. Esto pasaba en no sabemos qué año, en el virreinato de Quito,

but also freed him of tertian fever. When this happened is not
known, but it happened in the viceroyalty of Quito, today
the Republic of Ecuador, between Cuenca and Loja. Let us
not linger to discuss the efficacy of a piece of cichona bark
placed in a puddle of water since cinchona trees are generally
hydrophobes and do not grow except in dry places. We shall
simply confine ourselves to asserting that the febrifugal properties of this plant once known by the people of the country
became public knowledge by different intermediaries. Let
me recall some versions, more or less unknown, about this.

In 1638 the wife of the viceroy of Peru, Countess de Chichon,
suffered from intermittent fever whose germ she had acquired in the valley of Lanahuana on the Pacific coast. Her fever
disappeared because of the use of powder made from cinchona bark. By order of the viceroy, her husband, a magistrate
of Loja, whose administration included the Indians who had
discovered the properties of this antidote, took it to Lima,
where it was used with success on the illustrious patient. The
Count of Chichón made a great ado over this cure, and the
countess who returned to Spain, distributed among her friends

hoy República del Ecuador, entre Cuenca y Loja. No nos
entretendremos en disertar sobre la eficacia de esa infusión en
frío de un quino en un charco, siendo los quinos generalmente
hidrófobos y no creciendo más que en los terrenos secos; nos
limitaremos simplemente a hacer constar que las cualidades
febrífugas de la planta, una vez conocidas por las gentes del
país, pasaron al dominio público por diversos intermediarios.
Permítaseme recordar acerca de esto algunas versiones más o
menos ignoradas.

En 1638, la virreina del Perú, condesa de Chichón, atacada de
fiebres intermitentes cuyo germen había adquirido en el Valle
de Lanahuana, en la costa del Pacífico, se curó de ellas por el
empleo del polvo de corteza de quino. Por encargo del virrey
su esposo, un *corregidor* de Loja, a quien los indios adminis-
trados suyos habían descubierto las virtudes de este antídoto,
lo llevó a Lima y lo administró con éxito a la ilustre enferma.
El conde de Chichón hizo mucho ruido con esa cura, y la
condesa, de vuelta a España, distribuyó entre sus amigos y sus
conocidos la provisión de quina que había hecho antes de
abandonar el país.

Algunos años después, los jesuitas establecidos en el Perú la

and acquaintances a provision of cinchona, which had been prepared before she left the country.

Several years later, the Jesuits stationed in Peru, took it to Rome, whence this remedy, praised, commended, and warmly vouched for by them, spread throughout Italy. First known publicly by the name of the Countess' powder, cinchona, sponsored by the Jesuit fathers, soon became known as the powder of the Jesuits. The enthusiasm of these religious over the drug in question caused the name *kinakina* or *kinkina*, the Indian name, to be replaced by metaphorical names like *casspi-chuchu* (fever bark). Two glossaries of the Quechuan language left by the Jesuits, Antonio Ricardo and José Figueredo, the first dated 1720 and the second, 1754, testify to what we have said.

Until then, the people who had been using cinchona powder, were content to dilute it in water. The Englishman, Talbot, who first took it to France, had the idea, a typical English idea at that, to mix it with wine to make the prescription at the same time a febrifuge and a tonic, which is still found highly recommended in the pharmacy list of our time. Thanks to the ingenious insular combination, everyone could

introducían en Roma, desde donde el remedio, elogiado, preconizado y apoyado cálidamente por ellos, se extendía por toda Italia. Conocido primero en público con el nombre de polvos de la Condesa, la quina, patrocinada por los padres de Jesús, no tardó en ser llamada polvo de los Jesuitas. El entusiasmo de los reverendos por la droga en cuestión llegó hasta quitarle el nombre de *kinakina* o *kinkina* con el que la designaban los indios de ultracordillera, para imponerle los nombres metafóricos de *ccaspi-chucchu* (corteza de fiebre). Los dos glosarios del idioma quechua que han dejado los jesuitas Antonio Ricardo y José Figueredo, los cuales datan, el primero de 1720, el segundo de 1754, dan fe de lo que anticipamos.

Hasta entonces, la gente que había usado polvos de quina se contentaba con diluirlos en agua, cuando el inglés Talbot, quien los introdujo primero en Francia, tuvo la idea, muy inglesa por otra parte, de mezclarlos con vino y hacer con ellos el remedio, a la vez febrífugo y tónico, que figura todavía con honor en la farmacopea de nuestra época. Gracias a la combinación ingeniosa del insular, todo el mundo pudo emborracharse a voluntad, inmunizándose contra la fiebre. El gran

get drunk freely by being immunized against fever. The great king who took the sun as his insignia and who had frequent recourse to clisters and enemas bought the secret remedy from the Englishman, Talbot, who, it seems, was not anyone to give anything away for nothing. During this king's reign, cinchona mixed with Spanish wine became a favorite dessert after the serving of pears and cheese, and coffee was postponed until later. For some years cinchona was called Talbot powder in France after its introducer, just as *yatie tabako* (tobacco), introduced in France by Jean Nicot, embassador to Portugal, had been called by its grateful users Nicot's powder.[1] These names, finally, were nothing but things of fashion, and when the rage passed, the two products received their indigenous names once more.

The credit for the first precise data on cinchona trees and the regions where they are confined belongs to the geometric academician, La Condamine. The several samples which this learned man brought back from his trip to Ecuador through the valleys of Cuenca, Loja, Jaén de Bracamoras on his way down the Amazon, threw some light on the cinchona group and its distribution. Two years later, in 1739, Joseph de Jus-

rey que tomaba el Sol como divisa y recurría con frecuencia a los clísteres y purgas, compró el secreto del inglés Talbot, que, parece, no era hombre para darlo por nada. Durante su reinado, la quina mezclado con vino de España se convirtió en un licor de postre que se degustaba, después de la pera y del queso, y que el uso del café reemplazó después. Durante algunos años, la quina fue llamada en Francia polvos de Talbot, del nombre de su introductor, como el *yatié tabako*, o tabaco, introducido en Francia por Juan Nicot, embajador de Portugal, había sido llamado allí, por los que lo tomaban, agradecidos, polvo de Nicot.[1] Estos nombres, por lo demás, no fueron sino cosa en moda y, pasada la manía, se restituyeron a los dos productos sus nombres indígenas.

Se deben al académico geómetra La Condamine los primeros datos precisos sobre los árboles de quina y las regiones en que están confinados. Algunas muestras que este sabio trajo de su viaje al Ecuador y principalmente de los valles de Cuenca, Loja, Jaén de Bracamoras, por los cuales realizó su descenso al Amazonas, arrojaron alguna luz sobre el grupo quinológico y su distribución. Dos años después, en 1739, Joseph de Jussieu exploraba a su vez algunas selvas del Ecuador y de los dos

sieu, while exploring, in his turn, some jungle areas of Ecuador and of the two Perus, expanded the dominion of his predecessor's discoveries without elucidating, however, a good number of questions on the matter, which remained unresolved. The descriptions of the cinchona trees made by these learned men, together with the samples brought home, permitted Linneus to classify them in the family of *Rubiaceae*, from which he made a unique species to which he gave the name *cinchona officinalis*. Botanists who followed him for a long time found in this species —today clearly defined— certain plants gifted with certain febrifugan properties but which have nothing to do with cinchona.

The self-esteem of the learned men of the peninsula (Iberia) delayed thirty years to take offense about being preceded by French scholars on this road of discoveries. A man from Cadiz whose celebrated name has been preserved, Jose Celestino Mutis, went to settle in New Granada, where he founded a school of zoology and botany. Two of his disciples, Antonio Zea, known for his *Treatise on Gramineous Things*, and Jose de Caldas worthily maintained the renown which he had

Perús, y aumentaba el dominio de los descubrimientos de su antecesor, sin dilucidar, sin embargo, buen número de cuestiones sobre la materia, que quedaban pendientes. Las descripciones de los árboles de quina efectuadas por estos sabios, unidas a las muestras que habían traído, permitieron a Linneo clasificarlos en la familia de las rubiáceas, en que hizo de ellos un género único, al cual dio el nombre de *Cinchona officinalis*. Los botánicos que le sucedieron encontraron durante mucho tiempo en este género —hoy netamente definido— ciertas plantas dotadas de cualidades más o menos febrífugas, pero que no tienen nada que ver con las *Cinchonas*.

El amor propio de los sabios de la península tardó treinta años en picarse de haber sido precedidos por sabios franceses en este camino de los descubrimientos. Un gaditano, cuyo nombre ha conservado la celebridad, José Celestino Mutis, fue a establecerse a la Nueva Granada y fundó allí una escuela de zoología y botánica. Dos de sus discípulos, Antonio Zea, conocido por un *Tratado de las Gramíneas*, y José de Caldas, mantuvieron dignamente el renombre que había adquirido. Una de las variedades del género Cinchona ha conservado el nombre del sabio profesor.[2]

acquired. One of the varieties of the species cinchona has remained with the name of the wise professor.[2]

At the beginning of this century, Alexander von Humboldt managed to see the illustrious old man and obtain from him information about the flora and fauna of the country with which he had been familiar for 45 years of uninterrupted studies. The author of *Cosmos*, in the historical narration of his trip with Aime Bonpland, has rendered a just tribute of praise to Dr. Mutis, the only worthy representative of this name which science in America has had. This is said without the intention of slighting the honorable phytologist, Claude Gay, our compatriot.

Seventeen years had passed since the appointment of Dr. Mutis in Bogota, capital of New Granada, when a scientific commission composed of two Spanish botanists, Hipólito Ruiz and Jose Pavon, who were joined by the Frenchman, Dombey arrived. After ten years of intermittent work, the Spaniards returned to Europe, leaving two of their disciples, Juan Tafalla and Juan Manzanilla, with the task of continuing their work, *Peruvian and Chilean Flora*, whose first

Al comienzo de este siglo, A. de Humboldt pudo ver aún al ilustre anciano y obtener de él informes sobre la flora y la fauna del país, que le había hecho familiares cuarenta y cinco años de estudios ininterrumpidos. El autor del *Cosmos*, en la relación histórica de su viaje con Aimé Bonpland, ha rendido un justo tributo de elogios al doctor Mutis, el único representante digno de este nombre que haya tenido la ciencia en América. Sea dicho esto sin humillar en modo alguno al honorable fitólogo Claude Gay, nuestro compatriota.

Diecisiete años habían pasado desde la instalación del doctor Mutis en Bogotá, capital de Nueva Granada, cuando salió de España una comisión científica para explorar los quinos del Perú y Chile. Esta comisión estaba compuesta por dos botánicos españoles, Hipólito Ruiz y José Pavón, a quienes se había agregado el francés Dombey. Después de diez años de trabajos emprendidos e interrumpidos alternativamente, los españoles volvieron a Europa, dejando dos de sus discípulos, Juan Tafalla y Juan Manzanilla, el cuidado de continuar su *Flora Peruviana et Chilensis*, cuya primera parte, como hemos dicho antes, apareció en 1798 y la última en 1802.

Mientras la ciencia, haciendo su labor, investigaba, compara-

part, as we have said before, appeared in 1798 and the last, in 1802.

While science went about its task of investigating, comparing, classifying, and labeling the different varieties of cinchona, commerce aided by the authorities, who at that time like those of today, liked to traffic in its own right, speculating with the cutting down of febrifugal trees. From the year 1776, the valleys of Cuenca and Loja, the cradle of the first discoveries, were exploited, and myriads of cinchona trees were felled with the as. In a span of ten years all the products of this type which appeared on the markets of Europe were taken from these two valleys exclusively. As time passed, its singular diminution and the belief held at that time about cinchona, viz., that it came from the equatorial district exclusively and could not be found in any other place in America, forced the explorers to abandon this vegetal mine, which they then judge to be exhausted.

Later, when experience showed that those trees, instead of being confined to only one region, formed throughout the continent a zone hundreds of leagues in extension, the speculators, thinking about the lucrative gain which they could

ba, clasificaba y rotulaba las diversas variedades de los quinos, el comercio, ayudado por la autoridad, que, en aquella época como hoy, gustaba de traficar por su cuenta, especulaba con la corta de los árboles febrífugos. Desde el año 1776, los valles de Cuenca y Loja, cuna de los primeros descubrimientos, eran explotados, y millares de árboles de quina caían bajo el hacha. En un período de diez años, todos los productos de este género que aparecieron en los mercados de Europa fueron sacados de estos únicos valles. Pasado este tiempo, su disminución singular y la creencia que se tenía entonces de que la quina, propia de las comarcas ecuatoriales, no se encontraba en ningún otro lugar de América, hicieron abandonar a los explotadores la mina vegetal que juzgaban agotada.

Más tarde, cuando la experiencia enseñó que esos árboles, en lugar de estar confinados en una sola región formaban a lo largo del continente una zona de algunos centenares de leguas de extensión, los especuladores considerando el partido lucrativo que se podía sacar de una explotación hecha en esta gran escala, volvieron a la carga con más avidez que nunca, pero la decadencia de la monarquía española, y como consecuencia, las revoluciones políticas de que América era teatro, no les

obtain from exploitation on a grand sacle, returned to this business with more avidity than ever, but the fall of the Spanish monarchy, and, as a consequence, the political revolutions on the American stage, did not permit them to bring this project to fruition. When the country enjoyed peace once again, there was a change of government. Viceroyalties had disappeared, and they were replaced by republics which, each in its territory and on its own, tried their hand at speculating in what the leaders of Spanish domination had reserved as a monopoly.

What we have been able to say about the different forms of cinchona to the extent that we discovered them on our way, will excuse us from insisting further about its distribution. It is now known that cinchona prefers the slopes of the Andes and land covered with undergrowth, cool places, free of humidity, shady positions, and also open areas. It is even found, but of an inferior kind, in those grassy regions which the inhabitants of the country call *pajonales*.

We have seen, for our part, how the dexterous and practical peons, entrusted with the task of discovering cinchona in the jungle where it grows, undertake this kind of search. We shall

permitieron realizar este proyecto. Cuando se restableció la calma en el país, la forma de su gobierno había cambiado: los virreinatos habían desaparecido, reemplazados por repúblicas que intentaron cada una en su territorio y por su propia cuenta la especulación de que los mandatarios del poder español se hubieran reservado el monopolio.

Lo que hemos podido decir de los quinos a medida que los íbamos descubriendo a nuestro paso, nos dispensará de insistir más sobre su distribución. Se sabe ahora que gustan de la vertiente de los cerros andinos y los terrenos fragosos, los lugares frescos y no húmedos, las orientaciones sombrías, y también los lugares descubiertos. Inclusive se los encuentra, pero de especie inferior, en esas regiones de las gramineas que los habitantes del país llaman *pajonales*.

Hemos visto, por lo que se refiere a nosotros, cómo los peones, *diestros o prácticos*, encargados del descubrimiento de los quinos, en las selvas en que crecen, se entregan a este género de búsquedas. Completaremos esta ojeada sobre el tema, explicando a aquellos de nuestros lectores que pueden ignorarlo por qué fases diversas pasa la corteza febrífuga, desde la hora en que está adherida aún al árbol, hasta el momento en que el

complete this glance at the topic by explaining to those of our
readers who perhaps are not familiar with the diverse phases
through which the febrifugal bark passes from the moment it
still adheres to the tree to the moment the pharmacist issues
it in the form of powder, with or without a doctor's prescription.

Able practical men of the country, as well as a few chemists,
have claimed that the most suitable time to cut the bark of
the cinchona trees is the rainy season or winter, at which time
the sáp rises, but their opinion has not been able to take the
force of law so far for two principal reasons. The first is that
at that time, which corresponds to our winter but which really is the hottest and most noxious season, the bountiful rains
which cause torrents and rivers to overflow transform the
jungles into if not impractical at least uncomfortable areas for
the kind of work which must be carried out there. The second
reason is that, in view of the frequency of downpours, it is not
possible to expose the bark taken from the trees to the air so
that it can dry. The bark cannot be put into sacks and shipped
out until it is completely dry. Hence, a good dry season must
be chosen by the cinchona cutters to be able to do their work.

farmacéutico se la entrega en polvo, con o sin receta del médico.

Hábiles prácticos del país, inclusive un poco químicos, han
pretendido que la época más favorable para la corta de los
quinos es la estación de las lluvias o invernada, que es también
la de la ascención de la savia, pero su opinión acerca de esto no
ha podido hasta ahora tener fuerza de ley, por dos razones
principales. La primera es que en esta estación, que corresponde a nuestro invierno, pero es en realidad para el país la
más calurosa y malsana, la abundancia de las lluvias que hace
desbordar torrentes y ríos transforma las selvas, si no impracti-
cables, al menos muy incómodas para el género de trabajo que
se trata de realizar bajo ellas. La segunda de estas razones es
que no siendo posible, en vista de la frecuencia de los chubas-
cos, exponer al aire, para secarlas, las cortezas que se quitan
de los árboles, y que no se podrían meter en sacos y expedir
sino después de una desecación completa: de ahí la elección de
la buena estación seca que hacen todos los cortadores de
quinos para entregarse a sus trabajos.

Una vez reconocida la presencia de árboles febrífugos en una
zona de selvas y comprobada su especie, los cortadores, condu-

Once the presence of febrifugal trees is recognized in a jungle area and their species is corroborated, the cutters, led by a foreman, select a dwelling at the edge of the forest or in the jungle itself. Their first concern is to construct in this place huts and sheds, both as shelters for themselves and as storehouse for the cinchona. When this is done, one or several roads are opened in the jungle to facilitate the transportation of products by people. If the place of exploitation is close to a populated area, the state of the roads permitting, this transportation is carried out by mules, but in most cases, the shoulders of Indians replace the backs of animals, although, on occasions, a stretch of ten to fifteen leagues separates the place where the chosen bark is located from the city or factory where it proceeds to be definitively baled. Depending on the abundance of cinchona and consequently on the rather long duration of time that the cinchona cutters have to spend in various places, they break up a section of the jungle, they set it on fire, and upon this ash fertilizer they sow beans, corn, gourds, peppers, and peanuts, which take time to ripen, for certain cinchona cutting labors together with the drying process of the cinchona bark and its baling process

cidos por un mayordomo, eligen domicilio en la linde del bosque o en la selva misma. Su primer cuidado es construir en este lugar chozas y cobertizos para abrigar, al mismo tiempo que a sus personas, las cortezas de quino que puedan recoger. Hecho esto, abren uno o varios senderos a través de la selva destinados a facilitar, con el trajín de la gente, el transporte de los productos. Si el lugar de la explotación está próximo a un centro populoso, y el estado de los caminos lo permite, este transporte es efectuado por mulas, pero la mayoría de las veces la espalda del indio reemplaza el lomo del animal, aunque en ocasiones un trayecto de diez a quince leguas separe el lugar en que son escogidas las cortezas de la ciudad o de la factoría en que se procede a su embalado definitivo.

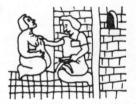

Según la abundancia de los quinos y, por tanto, la duración más o menos larga de la estancia que los *cascarilleros* tienen que hacer en los lugares, roturan un trozo de la selva, le prenden fuego y sobre estas cenizas fertilizantes siembran habas, maíz, calabazas, pimientos, cacahuetes, que tienen tiempo de cosechar maduros, pues ciertas cortas de quinos, comprendidos la desecación de las cortezas y su embalado, retienen en el lugar a los trabajadores durante cinco o seis meses. De ahí esos

keep the workers in the place for five or six months. Travelers, later, make discoveries in the midst of the forests or vegetables, cereals, or bushes, the cause of whose presence in such remote places cannot be explained by them.

Arrangements having been made and the moment for cutting having arrived, the cinchona cutters with their axes on their shoulders and long knives in their belts and their knapsacks filled with provisions, which will be refilled at the end of the week, enter the jungle and begin, alone or in pairs, their tiring labor. Their procedure is as follows: When a peon finds the tree which he must cut down, he excavates the base to a depth of 40 to 60 centimeters so that not one bit of bark will be lost. Then with swings of the ax, he fells the tree just as a woodcutter does in any of our forests. When the tree is felled, the branches are cut off, and then the bark is stripped off. The bark falls off by being beaten and the exterior or dead part of the bark, which is called epidermis by some and peridermis by others, until the dermis or living part is visible. Incisions are made in the living part of the bark, and it is pulled off in regular fragments. Its configuration takes the name of "slabs" or "tablets".

encuentros que hace después el viajero, en medio de los bosques, de hortalizas, cereales o arbustos, cuya presencia en aquel lugar no sabe a qué causa atribuir.

Todas sus disposiciones y llegado el momento de la corta, los *cascarilleros*, con el hacha al hombro, un largo cuchillo al cinto y su morral provisto de abastecimientos que volverán a renovar al fin de la semana, se meten en la selva y comienzan, aisladamente o por parejas de individuos, su fatigosa labor. Su modo de proceder es el siguiente: Dado el árbol que debe abatir el peón, este socava su base a una profundidad de cuarenta o sesenta centímetros, para que no se pierda nada de su corteza; luego, a hachazos, lo derriba como podría hacer un leñador con un árbol cualquiera de nuestros bosques. Caído el árbol, poda las ramas y procede a su descortezamiento. Hace caer, golpeándola, la parte exterior o muerta de esa corteza, que unos llaman epidermis y otros peridermis, hasta que queda al descubierto la dermis o parte viva. Practica incisiones entonces en esta parte viva de la corteza y la desprende así en fragmentos regulares. Su configuración les ha valido en español el nombre de *tablas*.

La cantidad de corteza, una vez seca, que puede dar un árbol

The amount of bark, once it is dry, which a strong tree, i.e., one that is 70 to 80 centimeters in diameter and whose trunk grows as 8 to 10 meters in height, can give, is calculated to be on the average of 8 or 9 Spanish arrobas, i.e., 100 to 110 kilograms.

Having been piled in several layers, the gathered bark is taken to the camp, where it is exposed to the sun. When the drying process is complete, small heaps of equal weight are formed and wrapped with woolen cloth, and later sent out on men's shoulders or on asses' or mules' backs to the factory nearby. There, to the first wrapping is added a second, made of oxhide, fresh or softened with water and which is sewn with a strap of the same material. The baling and sewing material dries and tightens rapidly and acquires a metallic hardness. Wrapped in these skins, the bark is shipped to Europe.

The cutters divide cinchona into categories of color according to the hue of the bark or according to the simple colored threads which run through it. There is yellow, red, orange, purple, gray, and white cinchona. Yellow cinchona is placed in the first line. After that come the red, the orange, and the gray.

robusto, es decir, de setenta y ochenta centímetros de diámetro, con una altura de tronco de unos ocho o diez metros, se calcula, por término medio, en ocho o nueve arrobas españolas, es decir, ciento a ciento diez kilogramos.

Las cortezas recogidas son llevadas al campamento donde se las expone al sol, después de haberlas apilado en capas sucesivas. Realizada la desecación de estos productos, se forman pequeños montones de un peso igual, que se envuelven con *bayetón*, y luego se expiden, a lomos de hombres, de asnos o de mulas, a las factorías vecinas. Allí, a la primera envoltura, se añade una segunda, formada por un cuero de buey fresco o ablandado en agua, que se cose con una correa de la misma naturaleza. Embalaje y costura se secan y aprietan pronto y adquieren una dureza metálica. En esta forma de zurrón se expiden las cortezas a Europa.

Los *cascarilleros* dividen las quinas en categorías de colores según el matiz de su corteza, o inclusive de simples filamentos coloreados que la atraviesan. Hay quinos amarillos, rojos, anaranjados, morados, grises y blancos. Los amarillos se ponen en primera línea. Después de ellos vienen los quinos rojos, anaranjados y grises.

In some cases, cinchona is mixed in equal doses with cincho-
nina; in others, one of the alkaloids is more abundant than
the other or it is found isolated. Modern science has changed
this improper classification by separating pseudo-cinchona
from the group of cinchona and by relegating it to the classes
of "cascarilla", "exostema", "Portland", etc. of the family of
Rubiaceae.

[1] Taken to England by Sir Walter Raleigh, that traveler whose fantastic
stories about the Guianas, *El Dorado*, the city of Manoa, Heron's Lake with
water of liquid gold excited all Europe while Elizabeth was queen, tobacco,
discovered in Haiti and in Tobago, one of the Barbados islands, by the Por-
tuguese, was cultivated in the gardens of Lisbon thirty years before Raleigh
brought it to England.

[2] *Mutis' cinchona.*
Dr. Mutis, who died in 1808, was not only a distinguised botanist but also a
naturalist of great talent. Among his memoirs, which he published on the

En unos, la quinina está mezclada en igual dosis con la cincho-
nina; en otros, uno de los alcaloides es más abundante que el
otro o se encuentra solo. La ciencia moderna ha tratado como
se merece a esta clasificación impropia, separando las seudo-
quinas del grupo de las cinchonas y relegándolas a los géneros
cascarilla, exostema, portlandia, etc., de la familia de las rubiáceas.

(1) Llevado a Inglaterra durante el reinado de Isabel, por sir Walter Raleigh —aquel viajero cuyos fantásticos relatos sobre Las Guayanas, El Dorado, la ciudad de Manoa, el lago de la Parima de aguas de oro líquido, apasio-
naron a Europa entera—, el tabaco, descubierto en Haití y el Tobago, una de
las Barbados, por los portugueses, era cultivado en los jardines de Lisboa
treinta años antes de que Raleigh lo introdujera en Inglaterra.

(2) *Cinchona mutissi.* El Doctor Mutis, muerto en 1808, no fue solo un
botánico distinguido, sino un naturalista de gran talento. Entre las memorias

diverse matters of natural history, treated with a depth of vision and notable superiority, let us recall his study of the condor and the bone structure of this king ot the birds of prey which permit him to soar in the air at heights which no other bird of prey, not even the eagle, can reach. This study has become famous.

Translator's note: Quinine is the drug which is produced from the cinchona bark (*quina* or *cinchona* in Spanish) of the cinchona tree (*quino* in Spanish). The bark is named after Francisca Enríquez de Ribera, Condesa de Chinchón, who introduced it into Europe after enjoying its good effects when she was ill with fever.

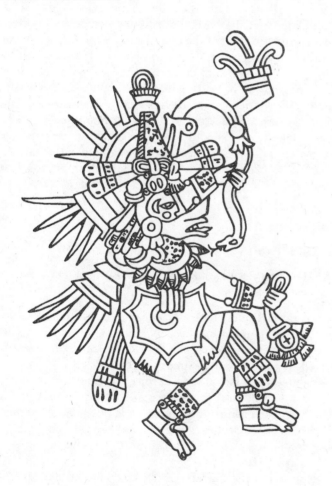

que publicó sobre diversas cuestiones de historia natural, tratadas con una profundidad de visión y una superioridad notables, recordemos su estudio sobre el cóndor y la conformación de los huesos de este rey de las rapaces, que le permite elevarse en el aire a alturas que ninguna ave de presa, ni siquiera el águila, podría alcanzar: este estudio se ha hecho célebre.

XXXII. THE DISCOVERY OF THE FEBRIFUGAL PROPERTY OF CINCHONA

One afternoon in June 1631, the bells of all the churces of Lima tolled lamenting prayers, and the monks of the four religious orders which existed at that time gathered together in full chorus and intoned psalms and prayers.

The inhabitants of the thrice-crowned city were passing the sites where 60 years later the viceroy, the count of Monclova, would construct the portals of the town clerks and buttonmakers, right in front of the lateral door of the palace; People of different classes were going in and out. It seemed as if a ship with very important news had arrived from Spain. Such was the agitation of both palace and populace. It was also like in our own democratic days one of those theatrical coups which the justice of the rope and stake soon finishes.

Events, like water, should be gotten at the source, and for this reason, with the permission of the captain of the harquebusiers who is on guard at the aforesaid door, let us, dear

XXXII. COMO SE DESCUBRIO LA VIRTUD FEBRIFUGA DE LA QUINA

En una tarde de junio de 1631, las campanas de todas las iglesias de Lima plañían fúnebres rogativas, y los monjes de las cuatro órdenes religiosas que a la sazón existían, congregados en pleno coro, entonaban salmos y preces.

Los habitantes de la tres veces coronada ciudad cruzaban por los sitios, en que sesenta años después el virrey conde de la Monclova debía construir los portales de escribanos y botoneros, deteniéndose frente a la puerta lateral de palacio.

En este todo se volvía entradas y salidas de personajes más o menos caracterizados.

No se diría sino que acababa de dar fondo en el Callao un galeón con importantísimas nuevas de España ¡tanta era la agitación palaciega y popular! o que, como en nuestros democráticos días, se estaba realizando uno de aquellos golpes de teatro, a que sabe dar pronto término la justicia de cuerda y hoguera.

reader, if my company pleases you, enter a chamber of the palace.

Found there were His Excellency Señor Don Luis Jeronimo Fernandez de Cabrera de Bobadilla y Mendoza, count of Chinchon, viceroy of these realms of Perú by the power of His Majesty Don Felipe IV, and his intimate friend, the marquis de Corpa. In silence, both avidly watched the escape door, which when opened gave entrance to a new person. He was an old man dressed in black knee-breeches, shoes made of animal skins with stone buckles, a coat of velvet, and a thick silver chain with beautiful seals hanging from his vest. If we add that he wore suede gloves, the reader will certainly recognize the perfect type of doctor at that time.

Doctor Juan de Vega, native of Cataluña, who recently arrived in Peru as physician of the viceroy's house was one of the shining lights who showed how to kill be means of a prescription.

"Well, Doctor Juan?" the viceroy said to him with a glance rather than with a word.

"Señor, there is no hope. Only a miracle can save Doña Francisca." With that, Doctor Juan left sorrowful.

Los sucesos, como el agua, deben beberse en la fuente, y por esto, con venia del capitán de arcabuceros que está de facción en la susodicha puerta, penetremos, lector, si te place mi compañía, en un recamarín de palacio.

Hallábanse en él el Excmo. Sr. D. Luis Jerónimo Fernández de Cabrera de Bobadilla y Mendoza, conde de Chinchón, virrey de estos reinos del Perú por S.M.D. Felipe IV, y su íntimo amigo el marqués de Corpa. Ambos estaban silenciosos y mirando con avidez hacia una puerta de escape, la que al abrirse dio paso a un nuevo personaje.

Era este un anciano. Vestía calzón de paño negro a media pierna, zapatos de pana con hebillas de piedra, casaca y chaleco de terciopelo, pendiendo de este último una gruesa cadena de plata con hermosísimos sellos. Si añadimos que gastaba guantes de gamuza, habrá el lector conocido el perfecto tipo de un esculapio de aquella época.

El doctor Juan de Vega, nativo de Cataluña y recién llegado al Perú, en calidad de médico de la casa del virrey, era una de las lumbreras de la ciencia que enseña a matar por medio de un récipe.

The viceroy had arrived in Lima in January 1629, and two months later, his very beautiful and young wife, Doña Francisca Enriquez de Ribera, whom he had taken off the ship in Paita so that she would not be exposed to the hazards of a probable naval combat with pirates, arrived. Some time later, the viceroy's wife felt afflicted with that periodic fever which is called tertian and which was known by the Incas as an endemic occurrence in the valley of Rimac.

It is known that when in 1378, Pachacutec sent an army of 30,000 soldiers from Cuzco to conquer Pachamac, he lost the best of his troops because of the ravages of European domination.* The Spaniards who resided in Lima also paid tribute to this terrible disease from which many were cured without the specific knowledge of the cure took place.

The countess of Chichon was a hopeless case. Science. according to Doctor Juan de Vega's words, had failed.

"So young and so beautiful!" said the disconsolate husband to his friend. "Poor Francisca! Who could have told you that you would never see the Castilian skies and the villas of Granada again?"

"My God! A miracle."

¿Y bien, D. Juan? —le interrogó el virrey más con la mirada que con la palabra.

—Señor, no hay esperanza. Sólo un milagro puede salvar a doña Francisca.

Y D. Juan se retiró con aire compungido.

El virrey había llegado a Lima en enero de 1629, y dos meses más tarde su bellísima y joven esposa, doña Francisca Henríquez de Ribera, a la que había desembarcado en Paita para no exponerla a los azares de un probable combate naval con los piratas. Algún tiempo después se sintió la virreina atacada de esa fiebre periódica, que se designa terciana, y que era conocida por los incas como endémica en el valle del Rímac.

Sabido es que, cuando en 1378 Pachacutec, envió un ejército de treinta mil cuzqueños a la conquista de Pachamac, perdió lo más florido de sus tropas o estragos de la dominación europea, los españoles que se avecindaban en Lima pagaban también tributo a esta terrible enfermedad, de la que muchos sanaban sin específico conocido y a no pocos arrebataba el mal.

La condesa de Chinchón estaba desahuciada. La ciencia, por boca de su oráculo D. Juan de Vega, había fallado.

—¡Tan joven y tan bella! —decía a su amigo el desconsolado

At that moment a voice came from the door of the chamber saying, "The countess shall be saved, your excellency!"

The viceroy was astounded. It was a priest, one of the sons of Saint Ignatius, who had pronounced these words of consolation. Count Chinchón fell down at the Jesuit's feet. The priest continued, "I want to see your wife. Have faith, and God will do the rest." The viceroy led the priest to the dying woman's bed...

A month later, there was a great feast in the palace to celebrate Doña Francisca's recovery.

The febrifugal property of the bark had been discovered. Afflicted with fever, an Indian of Loja, called Pedro de Leyva, to slake his intense thirst, drank some water from a pool on whose banks grew some cinchona trees. Relieved in this way, he began to give other people who were afflicted with the same illness, buckets of water in which roots or bark had been placed. Having made this discovery, the Indian came to Lima and told the news to the Jesuit who would cure the viceroy's wife. Having produced the happy cure of the viceroy's wife, he has performed a greater service than the friar who invented powder.

esposo. —¡Pobre Francisca! ¿Quién te habría dicho que no volverías a ver tu cielo de Castilla, ni las cármenes de Granada? ¡Dios mío! ¡Un milagro!

—Se salvará la condesa, excelentísimo señor —contestó una voz en la puerta de la habitación.

El virrey se volvió sorprendido. Era un sacerdote, un hijo de Ignacio de Loyola, el que había pronunciado tan consoladoras palabras.

El conde Chinchón se inclinó ante el jesuita. Este continuó:

—Quiero ver a la virreina, tenga vuesencia fe, y Dios hará el resto.

El virrey condujo al sacerdote al lecho de la moribunda.........

Un mes después se daba una gran fiesta, en palacio, en celebración del restablecimiento de doña Francisca.

La virtud febrífuga de la cascarilla quedaba descubierta.

Atacado de fiebres un indio de Loja, llamado Pedro de Leyva, bebió, para calmar los ardores de la sed, del agua de un remanso, en cuyas orillas crecían algunos árboles de quina. Salvado así hizo la experiencia de dar de beber a otros enfermos del mismo mal cántaros de agua en los que depositaba raíces de cascarilla. Con su descubrimiento vino a Lima y lo comu-

The Jesuits kept the secret for several years, and whoever was afflicted with tertian fever had recourse to them. For this reason, the powder made from cinchona bark was also known as the powder of the Jesuits.

Dr. Scrivener says that an English doctor, Mr. Talbot, cured the Condé, the dauphin, Colbert, and others with quinine. He sold the secret to the French government for a considerable sum and a pension for life.

Linneus, rendering homage to the viceroy's wife, the Countess of Chinchon, gave this remedy the name by which we know it today: "chinchona" or cinchona.

*Does this refer to the disease? —According to the chroniclers, Pachacuti Inca Yupango reigned from 1438 to 1471.

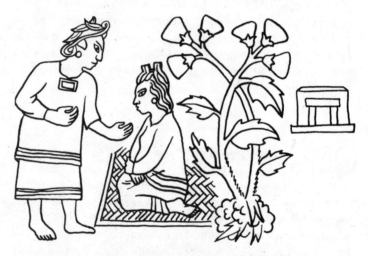

nicó a un jesuita, el que realizando la feliz curación a la virreina, hizo a la humanidad mayor servicio que el fraile que inventó la pólvora.

Los jesuitas guardaron por algunos años el secreto, y a ellos acudía todo el que era atacado de tercianas. Por eso, durante mucho tiempo, los polvos de la corteza de quina se conocieron con el nombre de polvos de los jesuitas.

El doctor Scrivener dice que un médico inglés, mister Talbot, curó con la quinina al príncipe de Condé, al delfín, a Colbert y otros personajes, vendiendo el secreto al gobierno francés por una suma considerable y una pensión vitalicia.

Linneo, tributando en ello un homenaje a la virreina condesa de Chinchón, señaló a la quina el nombre que hoy le da la ciencia Chinchona.

XXXIII. SYPHILIS

For the historical good name of America in the defense of truth, it will certainly be interesting to clarify in what part of the world the propagation of syphilis began.

With good backing, we we base our findings on the credit of the author of the following written affirmations, the renown history writter, Luis Llorens Torres.

He says, "Are we still going to tolerate that our immaculate Caribbean culture remain deaf and dumb in face of the general belief that in the Antilles commenced the cruel disease which in our times under the aristocratic name of syphilis engraves its *syphilides* on men, women, and children in all regions of the earth?"

We have to satisfy the archipelago of the Caribbean Sea and all America, including the United States, to such a degree that the innocence of our new world of the outbreak of that virulent plague to humanity will remain quite clear.

Just recently in a French newspaper we read an article about

XXXIII. LA SIFILIS

Para el buen crédito histórico de América y defensa de la verdad, será siempre interesante esclarecer en qué zona del mundo se originó la propagación de la *sífilis*.

Bien respaldados nos apoyamos en el crédito del autor de las afirmaciones suscritas por el prestigioso historiógrafo, licenciado Luis Llorens Torres.

Dice así: "¿Vamos a seguir tolerando que nuestra inmaculada antillanería continúe sordomuda ante la general creencia de que, en nuestras Antillas, se originó la cruel enfermedad que en nuestra época, con el nombre aristocrático de sífilis, esculpe sus sifílides sobre hombres y mujeres y niños de todas las regiones de la tierra?

Al archipiélago del Mar Caribe, y a toda la América, inclusive Estados Unidos, habrá de satisfacerles, en muy alto grado, si al fin queda bien esclarecida la inocencia de nuestro nuevo mundo en la génesis de tan virulenta plaga de la humanidad.

Ahora poco, en un periódico francés, leímos un trabajo sobre

siphilogenous bacteria, in which it is repeated as an indisputable fact that syphilis had its origin in America. The author bases his findings not only on the old and universally accepted belief that the Antilles is the origin of the plague, but also and especially on the recognized authority of the physician and historian from Seville, Dr. Rodrigo Ruiz Díaz de Isla, renown in Spain at the end of the 15th century and at the beginning of the 16th century. The stated general belief on the American origen of syphilis is due to the supposed wisdom of this Sevillian doctor as a physician and historian. The above mentioned Dr. Ruiz Diaz de Isla published in Seville in the year of 1539 his famous book, *Treatise Called Fruit of All the Saints Against the Serpentine Maledy of Hispaniola*, from whose first chapter we quote the following paragraph.

"I bend before divine justice in sending us unkown diseases, unseen and unmentioned, not even found in medical books. This serpentine is an example of such a disease which appeared and was seen in Spain in the year of our Lord 1493 in Barcelona, where it infected the city and thence, all of Europe and all other known and communicable parts of the world. This disease originated and sprang on the island

la bacteria sifilógena, en que se repite, como afirmación ya indiscutible, el origen americano de la sífilis: Su autor se basa, no sólo en la vieja y unánime creencia sobre el origen antillano de dicha plaga, sino especialmente en la reconocida autoridad del médico e historiador sevillano doctor Rodrigo Ruiz Díaz de Isla, muy renombrado en España en las postrimerías del siglo XV y principios del siglo XVI. A dicho médico sevillano, a su supuesta sabiduría como médico y como historiador, débese la apuntada creencia general sobre el origen americano de la sífilis. El aludido doctor Ruiz Díaz de Isla publicó en Sevilla (año 1539) su célebre libro: *Tratado llamado Fruto de todos los Santos contra el Mal Serpentino de la Isla Española*, de cuyo capítulo primero transcribimos el siguiente párrafo:

"Plugo a la divina justicia enviarnos dolencias ignotas, nunca vistas ni conocidas, ni en libros de medicina halladas, como fue esta enfermedad serpentina. La cual fue aparecida y vista en España en el año del Señor 1493 en la ciudad de Barcelona; la cual ciudad fue inficionada y por consiguiente toda la Europa, y el universo de todas las partes sabidas y comunicables: el mal tuvo su origen y nacimiento en la isla que agora es nombrada Española; según que por muy larga y cierta experiencia

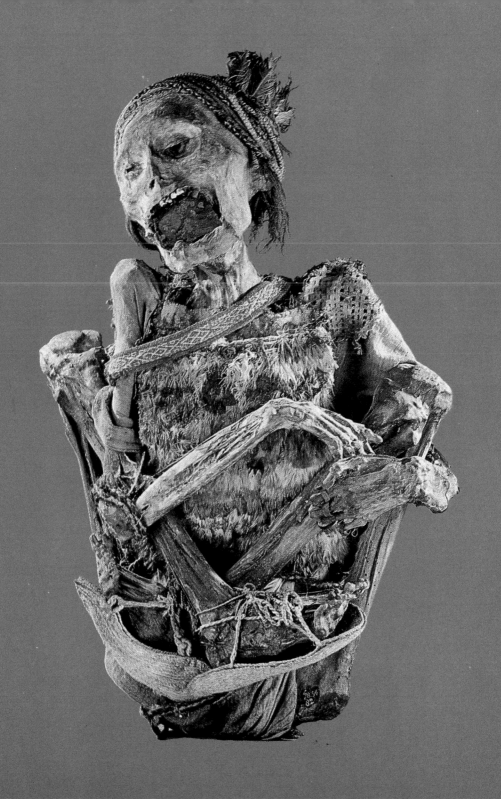

known as Hispaniola, which because of long and certain experience.

Since this island was discovered and found by Admiral Don Christopher Columbus, who was present, talking and communicating with the people of that island and since this is a contagious disease, it was easily transmitted. Then it made its appearance in the navy. Since it was a disease which was unseen and unknown by the Spaniards, although they felt the pain and other effects of the disease, they attributed it to sea duty and other causes, each man having his own opinion. When Admiral Christopher Columbus arrived in Spain, the Catholic king and queen were in the city of Barcelona, and as the crew related the experiences of their voyage and of what they had discovered, the disease infected the city and spread, as was seen later through long experience. Since it was unknown and so terrible, those who saw it took refuge in great fastings, devotions, and almsgiving, practices which our Lord presribed for those who fell victims of the disease. Later during the next year, 1494, the most Christian king Charles of France with his troops passed through Italy. When he entered with his host, at the same time many Spaniards af-

se ha fallado. Y como esta isla fue descubierta y hallada por el Almirante Don Cristóbal Colón, al presente teniendo plática y comunicación con la gente de ella, y siendo enfermedad contagiosa, fácilmente se les pegó: y luego fue vista en la propia armada: y como fuese dolencia nunca por los españoles vista, ni conocida, aunque sentían dolores y otros efectos de la dicha enfermedad, atribuíanlo a los trabajos de la mar o a otras causas, según que, a cada uno le parecía. Y al tiempo que el Almirante don Cristóbal Colón llegó a España, estaban los Reyes Católicos en la ciudad de Barcelona, y como les fuese a dar cuenta de su viaje, y de lo que habían descubierto, luego se empezó a inficionar la ciudad y a extender la dicha enfermedad, según que adelante se vido por larga experiencia: y como fuese dolencia no conocida y tan espantosa, los que la veían acogíanse a hacer mucho ayuno, devociones y limosnas que nuestro Señor les quisiese guardar de caer en la enfermedad. Y luego el año siguiente de 1494, el cristianísimo rey Carlos de Francia juntó mucha gente y pasó a Italia; al propio tiempo que por ella entró con su hueste, iban muchos españoles aficionados a esta enfermedad, y luego se inficionaron todos de dicha dolencia: y los franceses como no sabían que era, pensa-

flicted with this disease were traveling, and all were infected with it. The French, not knowing what it was, thought that the winds of the land were the cause. They called the affliction the malady of Naples; the Italians and Neapolitans, as they had never been aware of such a malady, gave it the name the French malady. Thence, as it spread, it acquired different names according to its supposed origin."

Dr. Ruiz Dias de Isla, in his mentioned book, says further on, "It was in the month of March, 1493, when Columbus arrived with his crew in Barcelona to visit the Catholic king and queen to report on the discovery accomplished," and he adds that *he* (Ruiz Diaz) personally "finding myself in Barcelona in March, 1493, took care of many mariners inflicted with this disease on board the very ship commanded by Christopher Columbus."

Another famous Spanish historian at that time, Don Gonzalo Hernandez de Oviedo y Valdes, author of a frequently consulted work, *A General History of the Indies,* printed in Salamanca in 1547, treats of syphilis and its etiology in Book II, Chapter XIV; he also supports the thesis that this disease had been unknown in Spain and in all of Europe prior to the dis-

ron que de los aires de la tierra se les pegaba; los cuales le pusieron mal de Nápoles. Y los italianos y napolitanos, como nunca de tal mal tuviesen noticia, pusiénrole mal francés. Y de allí en adelante, según fué cundiendo, así le fueron imponiendo el nombre, según les parecía que la enfermedad traía su origen".

El mismo doctor Ruiz Díaz de Isla, en su citado libro, más adelante dice: "Fue en el mes de marzo de 1493 cuando Colón arribó con su nao a Barcelona a visitar a los Reyes Católicos y a darles cuenta del descubrimiento por él realizado", y añade que él (Ruiz Diaz) personalmente, "hallándose también en Barcelona en aquel mes de marzo de 1493, cuidó a muchos marineros atacados de dicha enfermedad a bordo mismo de la nao mandada por Cristóbal Colón".

Otro notable historiador español de aquella época, don Gonzalo Hernández de Oviedo y Valdés, autor de la muy consultada obra *Historia General de las Indias,* impresa en Salamanca en el año 1547, trata sobre la sífilis y su etiología en el libro II del capítulo XIV de su obra, sosteniendo también la tesis de que esta enfermedad era desconocida en España y en toda Europa con anterioridad al descubrimiento de América,

covery of America and that it was introduced and propagated on the old continent in the year 1496 by Spanish sailors who returned to Spain on that date with Columbus on his second voyage.

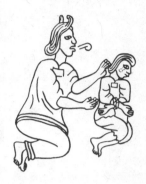

Fernández de Oviedo's work certainly was the first one written about the discovery of America. Its author came to America in 1516 and later returned to Seville, where he published the first part of his history in 1535. From Seville, he traveled to Salamanca, where he finished the book in 1547. The main object of this historian, as can be seen from the title of the book, was to leave posterity a complete history of the discovery realized by the Spaniards and their conquests up to the year 1535. The syphilitic plague is treated quite lightly and without conscientiously neccessary information. In his narration, he claims complete ignorance of what was written by writers on syphilis and by historians about the new disease, not only before the year 1496, when the sailors of Columbus' second voyage returned to Spain, but also before 1492, the date of the first voyage, and during the previous ten years.

These two cited historians, Dr. Ruiz Diaz de Isla and Don Gonzalo Fernandez de Oviedo, from the 15th century until

y que fue introducida y propagada en el viejo continente en el año 1496 por marineros españoles, que en dicha fecha regresaron a España, de los que vinieron con Colón en el segundo viaje.

La obra de Fernández de Oviedo, ciertamente, fue la primera que se escribió sobre el descubrimiento de América: su autor vino a América en el año 1516; posteriormente regresó a Sevilla, donde publicó la primera parte de su historia en el año 1535, y de Sevilla se trasladó a Salamanca donde la terminó en el año 1547. El principal propósito de este historiador, como se ve por el título del libro, fue dejar a la posteridad la historia completa del descubrimiento realizado por los españoles y de sus conquistas hasta el año 1535. Lo referente a la plaga sifilítica lo trata muy a la ligera y sin la concienzuda información necesaria; en lo que nos dice, se advierte total desconocimiento de cuanto se escribió, por sifiliógrafos e historiadores, sobre la nueva enfermedad, no solo antes del año 1496, en que regresaron a España los marineros del segundo viaje de Colón, sino también antes de 1492 (fecha del primer viaje) y durante los diez años anteriores.

Los dos citados historiadores, el doctor Ruiz Días de Isla y don

now have been the only two sources used by all those who have expressed opinions about the syphilogenous virus' American origin. It is logical, so that our work will be impartial, that we have used as our starting point such adverse and at the same time conspicuous historical authorities.

We accept as certain and indisputable the following facts:

1) that syphilis in Spain and in practically all of Europe was propagated, recognized, and manifested at the end of the 15th century on the date almost contemporary with the discovery of America,

2) that in Spain, when it began to spread, it was christened with the name of buboes, although it was also called the Gallic malady and the French malady. 3) that the Spaniards who accompanied Columbus on his second and subsequent voyages and who settled on Hispaniola (Haiti and Santo Domingo), when they got the disease, gave it the name buboes. The historian, Gonzalo Fernandez Oviedo, who came to America in 1516, refers to this last pont. by this date, this disease was devastating Indians of Hispaniola.

When this cruel disease appeared in Europe during the 10 or 15 years prior to the discovery of America, it did so practically

Gonzalo Fernández de Oviedo, desde el siglo XVI para acá, fueron y en la actualidad son las dos únicas fuentes en que han bebido cuantos opinaron y opinan que el virus sifilógeno es oriundo de América. Lógico es, para que nuestro trabajo sea imparcial, que lo hayamos principiado partiendo de tan adversas a la vez que conspicuas autoridades históricas.

Aceptamos, como ciertos e indiscutibles, los siguientes hechos: que la sífilis en España y en casi toda Europa, se propagó, se dio a conocer, se manifestó, a fines del siglo XV, en fecha casi coetánea con el descubrimiento de América; que en España, cuando comenzó a propagarse, el pueblo la bautizó con el nombre de bubas, aunque también se la denominaba mal gálico y además mal francés; y que los españoles que acompañaron a Colón en el segundo y posteriores viajes y que se establecieron en la Isla Española (Haití y Santo Domingo), al manifestarse acá en ellos la misma enfermedad, le aplicaban el mismo nombre de bubas. Esto último refiere el historiador Gonzalo Fernández de Oviedo, quien vino a América en 1516, fecha en que ya el mal estaba haciendo estragos entre los indios de la Española.

Al manifestarse tan cruel dolencia en Europa, durante los diez

as such a virulant epidemic that doctors at the beginning did not deign to diagnose it, mixing it up with other diseases, such as leprosy and other skin diseases, pestilence, exanthematic typhus, etc. The wisdom with which every living thing defends itself when attacked by a disease had no time to act against the sudden and rapid aggression of the syphilitic virus. This explains why it developed in epidemic proportions at its outset and why the doctors were confused in their first diagnoses. However, in the decade prior to Columbus' first voyage, the disease had already been diagnosed, since it had been given the name buboes and Gallic malady in Spain, and the doctors had already, well or badly, been combating it. This is shown by the following quotation by the learned Spanish doctor, Jose Balaguer, published in the second half of the last century.

"Leprosy was introduced into Spain by the Arabs, and it spread so much that in the 15 th century measures had to be taken to combat it by isolating the lepers and creating a great number of leprosaria. There will be doubts in diagnoses and abuses will be committed in locking up and placing persons afflicted with other diseases out of communication. This is

o quince años anteriores al descubrimiento de América, fue en forma casi epidémica, tan virulenta, que los médicos al principio no aceptaron a diagnosticarla, confundiéndola con otras enfermedades (lepra y otras dermatosis, peste, tifus exantemático, etc.). La sabiduría con que se defiende todo ser viviente, al verse atacado por cualquier enfermedad, no tuvo tiempo a actuar contra la repentina y rápida agresión del virus sifilógeno: de ahí la forma epidémica en que se manifestó al principio, y de ahí la confusión de los médicos en los primeros diagnósticos. Sin embargo, en la década precedente al primer viaje de Colón, ya la enfermedad había sido diagnosticada, ya se le había dado nombre (bubas, morbo gálico) en España y ya los médicos, bien o mal, la estaban combatiendo: lo demuestra la siguiente exposición, acerca de la lepra, del sabio médico español doctor José Balaguer, publicada en la segunda mitad del siglo pasado:

"La lepra fue introducida en España por los árabes y adquirió tal desarrollo, que en siglo XV obligó a tomar medidas para combatirla asilando a los leprosos y creando gran número de leproserías. Dudas habrá en el diagnóstico, abusos se cometerían encerrando e incomunicando a personas atacadas de otros

shown by the policy of the Catholic king and queen in granting the foremost doctors the privilege of investigating those hospitals and of determining who were the patients who had to be treated. Were all the cases diagnosed those of leprosy? Was syphilis confused with leprosy? It is difficult to answer in a categorical manner, but it is sufficient to consider the great number of cures which were obtained in the leprosaria and the sudden decrease and almost complete disapearance of Saint Lazarus' disease when the diagnosis of syphilis began. This is a disease and a plague which for some centuries had continued in Spain an ever increasing march of invasion with no reasonable explanation and with no discovered curative treatment.

It is reduced to a disease which I shall not call rare but one which lost its endemic characteristics. At the end of the 15th century, the leprosaria began to decline. During the 16th century, many were forced to close because of the lack of patients. These deeds were the reason why many Spanish doctors accepted the idea that syphilis was a modification of leprosy. The hypothesis was generalized both inside and outside of Spain. The etiology, the symptoms, the end to its

males, lo demuestra la pragmática de los Reyes Católicos concediendo a los protomédicos el privilegio de investigar aquellos nosocomios y disponer cuáles eran los enfermos que debían tratarse. ¿Eran casos de lepra todos los diagnosticados? ¿Confundíase, con esta enfermedad, la sífilis? Es difícil contestar de modo categórico, pero baste considerar el gran número de curaciones que se obtenían en las leproserías y la disminución repentina y casi desaparición del mal de San Lázaro apenas empezó a diagnosticarse la sífilis. Una enfermedad, una plaga que durante algunos siglos había seguido en España una marcha invasora siempre creciente, sin razón que lo explique, sin haberse descubierto un tratamiento curativo queda de pronto reducida a una dolencia, no diré rara, pero si que perdió su carácter casi endémico. A últimos del siglo XV empezaron a decaer las leproserías; durante el siglo XVI muchas tuvieron que cerrarse por falta de enfermos. Estos hechos fueron causa de que muchos médicos españoles aceptasen la idea de que la sífilis era una modificación de la lepra, y esta hipótesis se generalizó en España, y fuera de ella. La etiología, los síntomas, la terminación de aquellas afecciones y los diversos resultados del tratamiento no permiten hoy sostener que haya entre ellas

afflictions, and the different results of the treatment do not justify the fact that they have a common cause. The fact what leprosy diminished rapidly and temporarily when it had reached its maximum intensity does not justify more than two consequences:

1) that it was an inexplicable fact, concomitant with the development of syphilis and

2) that it was a poorly diagnosed disease, and when syphilis was recognized, it was seen that the great majority of patients who had been considered lepers were really syphilitics."

The preceding lines of Dr. Balaguer refer of all of the 15th century with the exception of the last 25 years. We have already seen that two or three *lustros* before the discovery of America, syphilis in Spain had not been diagnosed by doctors but it also had already been distinguised from other diseases, called buboes, the Gallic malady, and the French malady. To prove this is to demolish the edifice constructed on those two historical columns: Fernandez de Oviedo and R. Ruiz Diaz de Isla.

We shall begin by quoting the historian from Valencia, Dr. Gaspar Torrella, famed doctor of Alexander VI and Julius II

comunidad de origen. De la disminución de la lepra, rápida, momentánea, cuando había llegado a su maximum de intensidad, no cabe deducir más que dos consecuencias: que fue un hecho inexplicable y coetáneo con el desarrollo de la sífilis; o que era enfermedad mal diagnosticada, y al conocerse la sífilis, se vio que la inmensa mayoría de enfermos, que se consideraban leprosos, eran sifilíticos".

Las precedentes líneas del doctor Balaguer se refieren a todo el siglo XV, con excepción de los últimos veinticinco años; ya hemos visto que, dos o tres lustros antes del descubrimiento de América, la sífilis, en España, no sólo ya había sido diagnosticada por los médicos, sino que también ya el pueblo la había diferenciado de otras enfermedades, denominándola bubas, gálico, mal francés. Probar esto es derrumbar el edificio construido sobre aquellas dos columnas históricas: Fernández de Oviedo y el doctor Ruiz Díaz de Isla.

Empezaremos citando al historiador valenciano doctor Gaspar Torrella, afamado médico de Alejandro VI y Julio II, además de matemático y literato, quien se apartó del ejercicio· de la medicina para abrazar el sacerdocio y llegó a ser obispo de Santa Justa. Su principal obra, impresa en Roma en el año

and also a mathematician and literary figure, who dropped medical practice to become a priest and eventually became the bishop of Saint Juste. His main work, printed in Rome in 1497, the first work by a Spanish author to treat syphilis, had the Latin title, *Treatise with Advice Against Pudendagram or the Gallic Malady*, from which we quote these lines: "This disease began in Alvernia in 1493 and thus by contagion arrived in Spain..." This destroys the opinion of Fernández de Oviedo, who claims that from Hispaniola the disease came to Spain in 1496. The categorical information of Dr. Torrella, bishop of Saint Juste, with the following authorities of that time: Dr. Bartomano, who supports the idea that the disease appeared in Spain during the two decades preceding the 15th century, which means prior to the discovery of America, Dr. Friedberg, who found in the annals of Denmark with reference to the year 1493 the following phrase: "The French malady afflicts the Christians," and the history writer, L. Luisano, who edited the collected works of the first authors who wrote about syphilis, reprinted by Boerhaave more than a century ago, in which the majority of the authors who wrote at the same time as syphilis made its appearance

1497, la primera de autor español que trata de la sífilis, se titula: *"Tractatus cum consiliis contra pudendagram, seu morbum gallicum, cui adjicitur in fine"*, y de ella transcribimos estas líneas: *"Encipit haec maligno, agritude anno 1493 in Alvernia et sic per contagionen pervenit in Hispania*, etc.": rodando así por tierra la opinión de Fernández de Oviedo, quien hace venir dicho morbo de la Isla Española a España en 1496. La categórica afirmación del doctor Torella, obispo de Santa Justa, concuerda con las siguientes autoridades de aquella época: el doctor Bartomano, quien sostiene que la enfermedad se manifestó en España en la penúltima década del siglo XV, o sea, en la anterior a la del descubrimiento de América; el doctor Friedberg, quien halló en los *Anales de Dinamarca*, refiriéndose al año 1493, la siguiente frase: "El mal francés azota a los cristianos": y el médico historiógrafo L. Luisino, quien editó la colección de obras de los primeros sifiliógrafos, reimpresa por Boerhaave hace más de un siglo, donde la mayor parte de los autores, contemporáneos de la aparición de sífilis, afirman que *ésta se propagó en Europa antes del año 1493, es decir, antes de regresar a España las naos descubridoras de América.*

affirm that the disease spread in Europe before the year 1493, i.e., before the ships on the expedition to America returned to Spain.

We make special mention of Doctor Calatraveño, author of one of the monographs inserted in the collection of Dr. Luisano, which informs us that in 1492, the bishop of Sigüenza dispensed the canons who were suffering from buboes from attending a meeting. This fact certifies the virulence of the disease and its epidemic characteristics, since it was spread by simple contact, viz., drinking glasses, cups, towels, etc. It affected the young, the elderly, the cannons and members of the cathedral of Salamanca. In proof of this last fact we shall now quote the most worthy historian of that time, Pedro Mártir de Anglería, member of the Council of the Indies. In the year 1530, the Spanish government had the complete collection of all the works, documents, and letters of the famous historian. In this collection, the letters are arranged in chronological order, covering a period from 1487 to 1525. Among these letters there is one which will decide the debate. It is dated in Jaen in 1488, four years before the discovery of America, addressed to Dr. Arias Barbosa, of the faculty of

Mención aparte hacemos del doctor Calatraveño, autor de una de las monografías insertas en la colección del doctor Luisino, en la que se informa que, en el año 1492, el obispo de Sigüenza dispensó de asistir al cabildo a los canónigos que se hallaban padeciendo de bubas: hecho éste que prueba la virulencia del morbo y su carácter epidémico, ya que se transmitía por cualquier simple contacto (en copas, tazas, toallas, etc.), a los niños, a los ancianos, a los canónigos, a los catedráticos de Salamanca. En reprobanza de esto último, vamos a citar ahora el más insigne historiador de aquella época, Pedro Mártir de Anglería, miembro del Consejo de Indias. En el año 1530, el gobierno español hizo publicar la colección completa de todas las obras, documentos y cartas de tan famoso historiador; en dicha colección, las cartas aparecen por orden cronológico, abarcando un período desde 1487 hasta 1525; y entre las cartas, figura una que decide este debate, fechada en Jaén, en el año 1488 (cuatro años antes del descubrimiento de América), dirigida al doctor Arias Barbosa, catedrático de la Universidad de Salamanca. Literalmente transcrita, dicha carta dice: "Me escribes francamente haber incurrido en un mal particular que los españoles llaman buba, los italianos gálico,

the University of Salamanca. Literally quoted, this letter says, "You write to me frankly that you are suffering from a special disease which the Spanish call buboes and the Italians call the Gallic malady, and other people call other names. You write with admirable eloquence about your misfortunes, your losses, your impediment of articulation, your weariness of ligaments, your cruel pain the joints besides ulcers and mouth stench. I sympathize with you in your bad fortune..."

This letter, we repeat, was written in 1488 by the famous historian Pedro Martir de Angleria, addressed to a faculty member of Salamanca. Is greater proof needed to show that Hispaniola (Haiti and Santo Domingo) and our entire Caribbean archipelago and all of America to boot are innocent of such an erroneous accusation, the brunt of which has endured for four centuries?

We shall now quote the celebrated Dr. Villalobos, of whom one of his biographers says, "Among the most famous doctors at the end of the 15th century and at the beginning of the 16th, known in the medical world as Lic. Villalobos, Francisco Lopez deserves special mention."

His monumental work, *Summary of Medicine Sung in Poetry*

y de distinta manera otros. Explicas con admirable elegancia tus desgracias, tus pérdidas, el impedimento de tus articulaciones, la debilidad de tus ligamentos, los crueles dolores de tus coyunturas, y además las úlceras y fetidez de la boca. Compadezco tu suerte... etc.". Esta carta —repetimos— fué escrita en 1488, por el insigne historiador Pedro Mártir de Anglería, dirigida al referido catedrático de Salamanca. ¿Se quiere mejor prueba de que la Isla Española (Haití y Santo Domingo), y todo nuestro Archipiélago Antillano, y toda la América, en fin, son inocentes de tan errónea acusación, por la que han sufrido el azote de cuatro siglos?

Vamos a citar ahora al celebérrimo doctor Villalobos, de quien dice uno de sus biógrafos: "Entre los médicos más célebres de fines del siglo XV y parte del XVI, merece especial mención Francisco López, conocido en el mundo médico por el licenciado Villalobos". Su monumental obra *Sumario de la Medicina en romance trovado con un tratado sobre las pestíferas bubas, por el licenciado Francisco López de Villalobos, de la Universidad de Salamanca*", fue impresa en 1498. Según este autor, la sífilis apareció en España, en el reinado de los Reyes Católicos, antes del descubrimiento de América, pero la

with a Treatise on the Pestilential buboes by Lic. Francisco Lopez de Villalobos of the University of Salamanca, was printed in 1498. According to this author, syphilis appeared in Spain during the reign of the Catholic king and queen before the discovery of America, but he describes it as a very ancient disease as can be seen in stanza VIII.
"We found King Pharoah with it, for his beauty was taken away by it. God wounded his body with scabies or another disease."
Many authors claim to see syphilis Job's suffering, which is spoken of in the Bible, and in old description of ancient diseases, among which is that of King Pharoah, indicated by Villalobos. However, the opinion of medical science is that these aforesaid descriptions form no basis for serious assertions. The same thing happens on the studies made on prehistoric human remains. Dr. Parrot attributes hereditary syphilis to certain lessions which he found in the crania of European children of the Neolithic period. Broca also judges exostosis which he saw in France on skeletons of the fourth age to be syphilitic. However, on this point, medicine has not been able to reach a conclusion since it cannot be certain that the

describe como enfermedad muy antigua, según puede verse en la estrofa VIII:
"Al rey pharaón le hallamos tenella. Por aquel fué vencido de gran hermosura.
De sarra y hirióle dios en su natura Daquesta passión o dotra como ella".
Muchos autores pretenden ver la sífilis en el padecimiento de Job, de que habla la Biblia, y en viejas descripciones de enfermedades de la antigüedad, entre ellas la del rey Faraón anotada por Villalobos. Pero la opinión de la ciencia médica es que en dichas descripciones no hay base para ninguna seria afirmación. Igual ocurre con los estudios que se han hecho sobre restos humanos prehistóricos: el doctor Parrot atribuye a la sífilis hereditaria ciertas lesiones que halló en cráneos de niños europeos del periodo neolítico; Broca también juzga sifilíticas las exostosis que vio en Francia en esqueletos de la época cuaternaria; pero, en este punto, la medicina tampoco ha podido llegar a ninguna conclusión, por no ser seguro que dichas exostosis y lesiones no hayan podido ser originadas por morbos aún no bien estudiados o por otros ya desaparecidos. El debate sobre el origen del morbo no es ya de medicina, sino

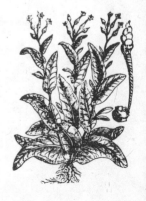

aforesaid exostosis and lesions have not had their origins in diseases not sufficiently studied up to that moment or in others long since disappeared.

The debate about the origin of the disease is not the terrain of medicine but mere historical research. Nevertheless, the authors who attribute syphilis to American origin do not base their claims on *A general History of the Indies* by Fernandez de Oviedo, who treats this issue very superficially, but on the quoted work of Dr. Ruiz Díaz de Isla, which gives an exclusive treatment of syphilis, its symptoms, its cure, and its etiology.

It is precisely against this book by Dr. Ruiz Díaz de Isla that we have to cudgel with such force until its head is broken and **not a trace of healthy bone is left.**

Let us return to the quoted paragraph at the beginning which says that Columbus arrived with his fleet in Barcelona in March 1493 and that he, Ruiz Diaz de Isla, was also there in the same city in the same month of March and while he was there, he cured many sailors afflicted with this disease on board the same ship commanded by Christopher Columbus. This is not true. It could not be true. Columbus never went

puramente de investigación histórica; aunque los autores que le atribuyen origen americano no se basan en la *Historia General de Indias* de Fernández de Oviedo, que trata este asunto muy someramente, sino que se fundan en la citada obra del doctor Rodrigo Ruiz Díaz de Isla, por cuanto esta trata exclusivamente de la sífilis, de sus síntomas, de su curación, de su etiología.

A este libro del doctor Ruiz Díaz de Isla es al que tenemos que apalear fuertemente, hasta romperle la cabeza y no dejarle hueso sano.

Volvamos al párrafo transcrito al principio, donde dice que Colón llegó con su nao a Barcelona, en marzo de 1493, y que él (Ruiz Díaz de Isla), hallándose también en Barcelona en dicho mes de marzo, "cuidó a muchos marineros atacados de dicha enfermedad a bordo mismo de la nao mandada por Cristóbal Colón". No es verdad. No pudo ser verdad. Colón nunca fue con su nao a Barcelona, ni en marzo de 1493, ni en ninguna otra fecha; ni solo, ni acompañado de sus marineros. De regreso de su primer viaje, Colón ancló en la rada de Palos, al sur de España, el 15 de marzo de 1493. De allí se dirigió a Sevilla; en esta ciudad se hospedó en la casa del conde

with his crew to Barcelona, either in March, 1493 or at any other time, either alone or accompanied by his sailors. Upon returning from his first voyage, Columbus anchored in the bay of Palos in the south of Spain on the 15th of March 1493. Thence he went to Seville, where he stayed at the home of Count de Cifuentes after being received by the archbishop Diego Hurtado de Mendoza. When Columbus was in Seville, he found out that the Catholic king and queen were staying with their court in Barcelona. He wrote to them announcing his arrival in Spain. By order of the king and queen, he was sent a special message by the agency of Fernando Collantes, signed by Ferdinand and Isabella in Barcelona on May 30, 1493, whose original document is preserved in the archives of the house of the dukes of Veragua and which was published by Navarrete in his *Collection of Voyages.* Columbus left Seville for Barcelona by land in June 1493. This is what many books refer to when they speak about Columbus and his discovery of America.

What Dr. Ruiz Diaz de Isla says is false, and this discredits his quoted book, of which we now quote another section. "In Castille, people called this disease buboes, which was caused

de Cifuentes, siendo recibido por el arzobispo Diego Hurtado de Mendoza. Estando Colón en Sevilla, se enteró de que los Reyes Católicos se hallaban con su corte en Barcelona; les escribió anunciándoles su llegada a España; y a requerimiento de los reyes (que le mandaron un mensaje especial, por mano de Fernando Collantes, firmado por don Fernando y doña Isabel en Barcelona el 30 de mayo de 1493, que se conserva original en el archivo de la casa de los duques de Veragua y que fue publicado por Navarrete en su *Colección de Viajes)* se trasladó Colón por tierra, a Barcelona en junio de 1493. Esto es lo que refieren ·cuantos libros se han escrito acerca de Colón y el descubrimiento de América.

Lo que dice el doctor Ruiz Díaz de Ísla es falsedad que desacredita su citado libro, del que ahora transcribimos este otro párrafo: "En Castilla llamaron a esta enfermedad Bubas; la causa fue de esta manera: que diez años antes de aparecer esta enfermedad, no sabían las mujeres echar otra maldición a sus hijos y criados, sino de *malas bubas mueras, tullido te veas de bubas, malas bubas te coman los ojos, y otra semejantes;* y al cabo de diez años que traían estas maldiciones en la boca, vino esta enfermedad, y como hacía esos efectos de morirse y

in the following way: Ten years prior to the appearance of this disease, women did not know of another curse against their children and servants other than May you die of buboes, May you be crippled by buboes, May buboes eat up your eyes,[1] etc. After ten years of cursing in this way, this disease came, and as it produced the effects of illing and crippling men, the disease kept this name," The preceding paragraph, if it proves anything, shows that syphilis (buboes) was known in 1483, the date connected with the curses. So that it can be better seen up to what point these exaggerations of Dr. Ruiz Diaz de Isla reach, look at this paragraph of the same author. "Since the water from the pools of the orchards where the clothes of those afflicted with the Gallic malady were washed was used to water the plants, they became full of buboes, especially the cabbage. The excrescence looked so much like syphilitic postules that children cut them off and put them on their faces to simulate the disease."

After all, Dr. Ruiz Diaz de Isla, besides being a historian was a doctor from Seville, the most beautiful city of Seville, full of charm and the heart of Spain, but also the most untruthful of the most mendacious Andalucia.

tullirse los hombres, dió lugar a quedar la enfermedad con ese nombre". El precedente párrafo, si algo prueba es que la sífilis (las bubas) era conocida en 1483, fecha a que se refieren aquellas maldiciones. Y para que se vea mejor hasta dónde llega en sus exageraciones el libro de Ruiz Díaz, ha aquí este párrafo del mismo: "En los estanques de las huertas en donde se lavaban las ropas de los inficionados de gálico, se regaban con el agua de ellas las hortalizas, se llevaban las yerbas de bubas, principalmente las coles, y las excrecencias de estas plantas asemejaban de tal modo las pústulas sifilíticas que los niños las cortaban y ponían en su cara para simular la enfermedad".

En fin, el doctor Ruiz Díaz de Isla, además de historiador, era médico de la bellísima y encantadora ciudad de Sevilla, la más llena de gracia y corazón en toda España, pero también la más embustera de la embusterísima Andalucía.

Y dice el doctor Victor Coll y Cuchí:

"Puede decirse que las dos columnas sostenedoras, además del sabio Liebermeister, de esta opinión son Oviedo y Ruiz Díaz de Isla, a quienes Llorens Torres combate con éxito definitivo".

Las Casas también cree que las "Bubas" existían antes de venir los españoles; Velázquez Sánchez opina que el vocablo "buba"

Dr. Victor Coll y Cuchi says,

"One can say that the two supporting columns, along with the learned Libermeister, of this opinion are Oviedo and Ruiz Diaz de Isla, whom Llorens Torres combats with definitive success."

Las Casas also believes that buboes had existed before the Spaniards came. Velazquez Sanchez is of the opinion that the word "bubo" is American. Gomara identifies buboes with the malady that raged against the Christians in Hispaniola.

The word, "syphilis" is very ancient. Dr. Jeronimo Fracastor, an Italian doctor, poet, and a member of the school of philosophy in Padua, and physician of Pope Paul III, and author of various works of medicine, wrote in Verona in 1530 the poem, "Syphilis or the Gallic Malady," whose hero is called Syphilus. This term was thrown on the scientific market to designate a disease which was then known by several names; the French malady, the Neapolitan malady, the Gallic malady, etc.

The origin of syphilis is lost in the night of time. In ancient times, a great number of diseases were confused one with another, since the etiology of each was unknown and only the

es americano; y Gomara reconoce que las "bubas" era el mal que aquejaba en la Española y los cristianos.

El vocablo "sífilis" es muy antiguo. El doctor Jerónimo Fracastor, médico y poeta italiano, catedrático de filosofía en Padua, físico del Pontífice Paulo III, autor de varias obras de medicina, escribió, en Verona, el año 1530, el poema "Syphilidis sive Morbo Vallico", cuyo personaje heroico es denominado "Syphilo"; echando al mercado científico este vocablo determinante de una enfermedad que por entonces era conocida por varios nombres: mal francés, mal napolitano, morbo gálico, etc.

El origen de la sífilis se pierde en la noche de los tiempos. En la antigüedad, gran número de enfermedades estuvieron confundidas unas con otras, porque la etiología de cada una era desconocida, y solo la sintomatología las singularizaba. La sífilis fue una de estas enfermedades.

Según el sabio doctor José de Letamendi, catedrático de patología general en la Universidad de Madrid, al principio del siglo XIX, la palabra sífilis comprendía todas las enfermedades venéreas y gran parte de las cutáneas y reumáticas.

En el año 1860, el ilustre Felipe Ricor, presidente de la Acade-

symptomatology distinguished them. Syphilis was one of these diseases. According to the learned D. Jose de Letamendi, a member of the faculty of general pathology of the University of Madrid at the beginning of the 19th century, the word "syphilis" included all the venereal diseases and a great part of cutaneous and rheumatic diseases.

In the year 1860, the illustriuos Felipe Ricor, president of the Academy of Medicine in France, after studying and experimenting on syphilis in the *Hospital of Noon* for 30 years was able to separate it definitively from the other diseases with which it had been confused by determining its singular symptomatology and pathological evolution.

By the 15th century, syphilis was reigning in Europe, and a decade before the discovery of America, it was the fashionable disease in the old world.

The symptomatic picture of this disease was denominated buboes, a term coming from the Greek bubon, since the adenitis and lymphatic inflamation and postules were the most expository symptoms of that disease or the conglomeration of diseases with the same name.

Pedro Martir de Angleria, in his opus of letters, Book II, epis-

mia de Medicina de Francia, después de treinta años de estudio y experimentación en su Hospital de Mediodía sobre la sífilis, pudo separarla definitivamente de las demás enfermedades con que venía confundida, determinando su singular sintomatología y evolución patológica.

Para el siglo XV la sífilis reinaba en Europa, y una década antes del descubrimiento de América era la enfermedad de moda en el viejo mundo.

Denominábase el cuadro sintomático de esta enfermedad bubas, vocablo procedente del griego bubón, por ser las adenitis e inflamaciones linfáticas y pústulas los síntomas más exponentes de esa enfermedad o conglomerado de enfermedades con el mismo nombre.

Pedro Mártir de Anglería, en su *Opus epistolarum*, libro II, epístola 67, con fecha de 1489 (tres años antes del descubrimiento), dice: "Me escribes que la enfermedad especial de nuestra época es llamada en español Bubas".

Esto echa por tierra dos cosas: que el vocablo buba sea americano y que la enfermedad sea oriunda de América. Demuestra que, antes de ir Colón a descubrir la América, reinaba esta dolencia y era el mal de moda en el occidente.

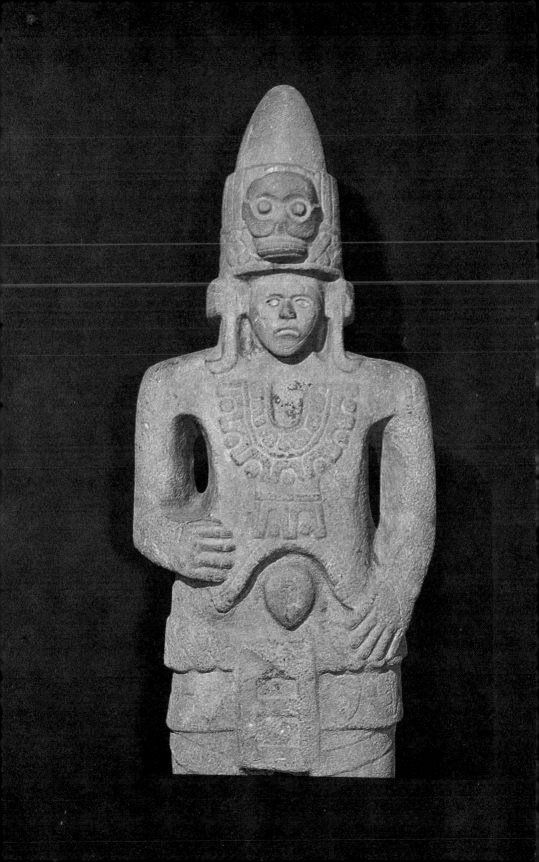

tle 67, dated 1489 (three years before the discovery) says, "You write to me that the special disease of our time is called *bubas* (buboes) in Spanish."

This refutes two things:

1) that the term "buba" (bubo) is American and
2) that the disease originated in America. It shows that before Columbus left to discover America, this disease was raging and was the fashionable disease of the West.

Latorre, in his geographical distribution of microbic diseases, divides them into regional and universal. Among the latter is syphilis. He says that it is a disease common to all continents. We think that syphilis existed in America before the discovery, but it also existed in Europe before the discovery.

Dr. Parrot has recognized Mexican crania prior to the Spanish conquest with lesions characteristic of hereditary syphilis. The·natives of the Antilles called buboes by the name of *guaynara*. (Canpmani: Critical Questions on Various Points, 1808).

The erudite Dr. Dop found in the ancient syphilitic Chinese crania the origin of mongoloid idiocy. Franc Pruner, one of the founders of comparative pathology, found in a grave of

Latorre, en su reparto geográfico de las enfermedades microbianas, las divide en regiones y universales. Entre estas últimas está la sífilis. Dice ser esta una enfermedad común a todos los continentes.

Nosotros opinamos que la sífilis existió en América antes del descubrimiento y existió en Europa antes del descubrimiento también.

El doctor Parrot ha reconocido cráneos mejicanos anteriores a la conquista española con lesiones características de la sífilis hereditaria, los indígenas antillanos llamaban a las "bubas" *guaynara* (CANPMANI: Cuestiones críticas sobre varios puntos, 1808).

El erudito doctor Dop encontró en los cráneos sifilíticos chinos, de la antigüedad, el origen de la idiotez mongólica, Franc Pruner, uno de los fundadores de la patología comparada, encontró en una sepultura de la época de la piedra pulida, en Marvejols, Losere, Francia, gran cantidad de cráneos sifilíticos.

Es pues, un hecho cierto que la sífilis ha sido encontrada en tiempos antiguos medios y modernos en Europa, Asia y América.

the polished stone age in Marvejole, Losere, France, a great number of syphilitic crania.

It, therefore, is a certain fact that syphilis has been found in ancient, middle, and modern times in Europe, Asia, and America.

The coincidence that the Gallic malady was known mere widely, or shall we say noisily, in Columbus' time was the product of Johann Gutenberg's invention of the printing press in 1440. One or two decades before the discovery, pamphlets and books with information about everything circulated: Fust and Schaeffer in Mainz, Gering in the Sorbonne in Paris, Spira in Venice, Caxton in Westminster, The Carthusians in Tarragona and Pedro Miguel in Barcelona.

The printing press spread general knowledge not only of diseases but also of all human wisdom by making practicable the difusion throughout the West of all virtues of the Renaissance.

America, hence, is not guilty of the syphilitic pains of Europe, and we are in agreement in this matter with the illustrious friend Llorens Torres.

There exists an abyss of ignorance in time with respect to the

La coincidencia de que en época de Colón se conociera más ruidosamente el morbo gállico es hija de haber Juan Gutenberg inventado la imprenta en 1440; y una o dos décadas antes del descubrimiento, circulaban folletos y libros con noticia de todo: Fust y Schöffer en Maguncia, Gering en la Soborna de París, Spira en Venecia, Caxton en Westminster, los Cartujos en Tarragona y Pedro Miguel en Barcelona.

La imprenta dio conocimiento general no sólo de las enfermedades, sino de toda la sabiduría humana, haciendo práctico el derramamiento por el occidente de las virtudes del renacimiento.

América, pues, no es culpable de los dolores sifilíticos de Europa, y estamos en esto de acuerdo con el ilustre amigo Llorens Torres.

Hay un abismo de ignorancia, en el tiempo, respecto a lo que la sífilis era, desde aquellos días, en que se le creyó una plaga enviada por Dios a la humanidad, como castigo a sus abusos sexuales, hasta la época del siglo XIX en mayo de 1905, en que Fritz Schaudinn descubrió la *Spirocheta pálida* de la sífilis.

Una de las pruebas de la *antigüedad de la sífilis*, está en las lesiones análogas a las de esta enfermedad, en los huesos, y que

nature of syphilis from those days when it was believed to be a plague sent to man by God as a punishment for his sexual abuses until the time of the 19th century in May 1905, when Fritz Shaudinn discovered the protozoal spirocheta pallida as the cause of syphilis. One of the proofs of the antiquity of syphilis is found in the lesions of bones which have been proved to belong to prehistoric man through the discovery of exhumed human fossilized skeletons analogous to the lesions of this disease.

This should be sufficient to exonerate the unjust charge of blame thrown on the French people for having spread this plague throughout the world.

The disease was improperly called the Gallic malady at the expense of this sustained belief that it was the French or Gauls who suffered with it.

The word "syphilis" is Greek in origin and of a disputable etymology, just as the words "bua" or "buba" are of Phenician and Egyptian origin.

The criterion used to judge the American origin of syphilis was badly founded since, as M. Bertoni says in his *Civilization Guarani*, Chapter III, p. 257, "The American peoples do

han sido comprobadas en el hombre prehistórico, según descubrimientos en exhumaciones de esqueletos humanos fósiles.

Sería ello bastante para exonerar de la injusta carga de responsabilidad que se echó sobre el pueblo francés, acusándolo de haber esparcido esta plaga por el mundo. El mal se llamó impropiamente *gálico*, a expensas de esa creencia sostenida, de que fueran los franceses o los galos quienes lo sufrieran.

La palabra *sífilis* es griega y de etimología muy discutida; como de origen fenicio y egipcio, son las de *Bua* o *buba*.

Mal establecido fue el criterio, acerca del origen americano de la sífilis dándose el caso de que, en el mundo, como dice M. Bertoni, en su *Civilización Guaraní*, capítulo III, página 257, *sólo los pueblos americanos no la tienen y que propagándose tan rápidamente por Europa y aún en Asia en miles de años, se propaga tan poco por América. Es más, las tribus que permanecieron sin contacto carnal con los europeos no la tuvieron.*

El mismo Oviedo, a la sazón en que cortesanos comenzaron a sentir esta violencia, reconocía que era procedente de personas bajas y que lo *cobraban allegando a mujeres públicas*. Esto lo decía en 1496, en su *Historia General y Natural de los judíos, tomo I.*

not have it exclusively and it spread rapidly throughout Europe and even through Asia over thousands of years.

What is more, the tribes which did not have carnal contact with Europeans did not have it."

The same Oviedo, at the time when courtiers began to feel this violence, recognized that it came from persons of low status and that they got it from public women. He said this in 1496 in his *General and Natural History of the Jews*, Vol. I.

It says that in Europe there existed a disease which was contracted by libidinous relations with public women. This, in itself, means a lot. He (Oviedo) established a certain relation between this disease and that which was understood to be imported by Spanish soldiers on their return from America.

But what authority did Oviedo have to establish criteria with respect to a diseased entity when he as only an official chronicler and not a doctor?

There existed in the dominions of the Indian race called Guarani a disease called *pia* or *pian*, which looked like syphilis and which was attributed to defective alimentation and was aggravated by sexual abuse. It was curable by indigenous

Dice ello que, ya en Europa, existía una enfermedad que se contraía en el trato libidinoso con mujeres públicas. De por sí, esto significaba mucho.

Oviedo también establecía cierta identidad de esa dolencia con la que entendía importada por los soldados españoles a su regreso de América.

Pero, ¿qué autoridad tenía Oviedo para establecer criterios respecto a una entidad morbosa, cuando él era, solamente, un cronista oficial y no un médico?

Existió, en los dominios de la raza india, llamada *guaraní*, una enfermedad llamada *pia*, o *pián*. Era parecida a la *sífilis* y se la atribuía a defectos de alimentación y se agravaba por el abuso sexual. Era curable con remedios indígenas. La palabra *pia* o *pián* significa *piel levantada*.

Hay un hecho que interesa establecer, frente a la creencia de que la *sífilis* tuviese origen americano y es que, a fines del siglo XV en Europa se desarrolló un recrudecimiento de un morbo muy contagioso, llamado *"bubas"*, en España; *mal serpentino*, en Portugal; *Sífilis*, en Italia y Francia; y gálico en varios países, y en ninguno, *mal americano*.

La rapidez de la propagación de tal enfermedad hace pensar

remedies. The term, "pia" or "pian" means "raised skin".

There is a fact that must be established in face of the belief that syphilis had an American origin. It is that at the end of the 15th century in Europe there developed a flaring up of a very contagious disease called *bubas* (buboes) in Spain, serpentine in Portugal, syphilis in Italy and France, the Gallic malady in several countries, and the American malady *in no country*.

The rapidity of the propagation of such a disease makes one think that it was not syphilis, but it must have been the bubonic plague.

It is curious and interesting to know how much history tells us about syphilis and its dispersion throughout the world. Did it have its mental tragedies and moments of grandeur. Syphilis is the source of much stigma of degeneration that the human race can suffer. It is responsible for filling up lunatic asylums, hospitals, and prisons.

It has given place to much disorderliness of conduct, much derision of honor and human dignity. It has obliged tribunals to take continual action in carrying out justice in condemning much defiance and disruption of morality and much lawless-

que eso no fuera sífilis. Más bien debió ser *"Peste bubónica"*. Es curiosa y por demás interesante, cuanto la historia nos dice sobre la sífilis y de su itinerario por el mundo. ¿Tuvo ella, sus tragedias mentales y sus grandezas? La sífilis es fuente de cuanto estigma de degeneración pueda sufrir la especie humana. Ha creado a los que llenan los manicomios, los sanatorios y las prisiones. Ha dado lugar a tantos desconciertos de conducta, a tantas mofas al honor, a la dignidad humana; ha obligado a una acción continua de los tribunales de justicia persiguiendo y condenando tantos desplantes y desajustes de moral, tantos desafueros en la maldad, en el robo y hasta en el crimen, que eso la hace una responsable directa, dando contribución tan grande a serios y muy graves problemas con que la sociedad tiene a perennidad que estarse confrontando.

Y sin embargo, ahí está la historia destacando en primera línea hombres eminentes, en las ciencias, en las artes, en la política, y en el mismo arte de la guerra, porque, ¿quién fue aquel genio, tan admirado que se llamó Napoleón? Un *megalómano sifilítico*.

Oigamos lo que estos párrafos dicen:

Consta en la historia, que Napoleón murió de cáncer "la

ness in perpetrating crimes of theft and even murder. This creates direct responsibility and contributes greatly to serious and grave problems which society must confront constantly. However, history reveals in the front ranks emminent men of science, art, politics, and warfare. Who was that genius so admired who was called Napoleon? A syphilitic megalomaniac. Let us listen to what these following paragraphs say.[1]

History relates that Napoleon died of cancer, "the hereditary curse of his family." Not withstanding, O' Meara, the Irish doctor who took care of Napoleon on the island of St. Helena wrote to the English authorities, "...In May and also in June, I suggested to the Emperor the use of mercury as a treatment for... On June 2, I finally conquered his resistance to mercury. He made use of various mercurial preparations and continued using them for 6 days. Then I gave him mercury protochloride, but this produced a cardiac disorder vomiting, and cramps. When I tried it on him again, the same symptoms appeared at once, so I returned to the mercury, but I had to stop on the 27th." Napoleon's dream of conquering the world may have been a syphilitic megalomania. It is possible that this disease burned up the excessive

maldición hereditaria de su familia". Esto no obstante, O'Meara, el facultativo irlandés que asistió a Nápoleon en Santa Elena, escribió a las autoridades inglesas: "... en mayo, como también en junio, le sugería al Emperador el uso de mercurio como tratamiento para... El 11 de junio logré vencer su resistencia contra el mercurio. Usó varias preparaciones mercuriales y las estuvo usando por seis días. Luego le administré calomelanos, pero el calomel causaba desorden cardiaco, vómitos, calambres. Cuando se lo volvía a dar como prueba, enseguida aparecían los mismos síntomas. Así, volví al mercurio, pero el día 27 tuve que suspenderlo. El sueño napoleónico de conquistar el mundo puede haber sido una *megalomanía sifilítica.*" Es posible que esta enfermedad le haya quitado la hiperenergía a la epilepsia de Napoleón y que esto haya salvado a Europa.

Beethoven, a juzgar por varios retratos al óleo, empezó a mostrar cambios sifilíticos a poco tiempo de cumplir veinte años de edad. Sin embargo Beethoven en su testamento pidió a un amigo suyo, un doctor, que procurase describir la sordera que le afectaba, a fin de que esta información pudiese ayudar a otros a curarse. Después de su muerte (en 1827), a los 57

energy from Napoleon's epilepsy, and this may have saved Europe.

Beethoven, to judge from various oil paintings began to show syphilitic changes when he was almost 20 years old; however, in his will, Beethoven, asked a friend of his, a doctor, to try to describe the deafness from which he suffered so that the information could help others to be cured. After his death (in 1827) at 57 years of age, there came to light prescriptions proving that on various occasions, he had been treated for syphilis, which afflicted him.

Schopenhauer came from a mentally unstable family. He fell ill in 1823 and 1824, but no one seemed to know what ailed him until a scrupulous examination of his manuscripts was undertaken. This revealed the following paragraph written in his own hand.

"I used red mercuric oxide[2] starting on Oct. 14, 1823. Later I gave myself 23 rubbings. I paused for a day. Then for the next 30 days, I took first two grains, then three, then four a day according to the medical prescription. Then I took tincture of compound guayaco (lignum Vitae). Dr. Grossi looked in on me 120 times. I visited him seven times. I had 19 visits

años de edad, aparecieron recetas probando en varias ocasiones que había tratado de curarse la sífilis que le aquejaba.

Schopenhauer venía de una familia mentalmente desequilibrada. Enfermó gravemente en 1823 y 1824, pero nadie parecía saber lo que le pasaba, hasta que, un minucioso escrutinio de sus manuscritos, reveló lo siguiente, escrito de su propia mano: "Usé precipipitatum rebrum(2) (óxido rojo de mercurio), desde el 14 de octubre de 1823; luego administré veintitrés frotaciones; hice pausa por un día; luego usé durante los próximos treinta días, primero 2 granos, luego 3 granos, luego 4 granos al día, según prescriben los médicos. Luego tomé tintura de guayaco compuesta. El Dr. Grossi me hizo 120 visitas, le visité 7 veces. Pfeiffer, 19 visitas". Este era el tratamiento típico para la sífilis en aquellos tiempos.

Otros dos músicos famosos además de Donizetti y de Beethoven, arriba mencionado, fueron sifilíticos declarados, Smetana y Hoffman. Smetana fue uno de los más eminentes compositores bohemios, autor de las óperas "La Novia Vendida" y "Dalibor". Smetana contrajo su infección sifilítica de muy joven y se puso sordo " de cañón" (lo mismo que Beethoven),

with Pfeiffer." This was the typical treatment for syphilis at that time.

Two other famous musicians, besides Donizetti, who is mentioned in our Editorial Section, and Beethoven, mentioned above, Smetena and Hoffman were decalred syphilitics. Smetena was one of the most eminent Bohemian composers, author of the operas, *The Bartered Bride* and *Dalibor*. Smetena contracted a syphilitic infection when he was very young and became deaf, as Beethoven did, but he composed the aforementioned operas as well as various symphonic works of universal fame when he was syphylitic. Hoffmann contracted syphilis when he was 32, and 11 years later he showed signs of tabes. His operas were not successful, but he was a prolific author of stories, many of which were fantastic in nature. The name of Hoffmann would not have attracted much attention had it not been for Offenbach, who adopted some of his stories for his opera, *The Tales of Hoffmann*.

Among writers afflected with syphilis we find the following. One was Eugene Sue,[3] whose father was the personal physician of Josephine, later Napoleon's wife. He began practicing surgery. Later, he took up painting, but when he suffered

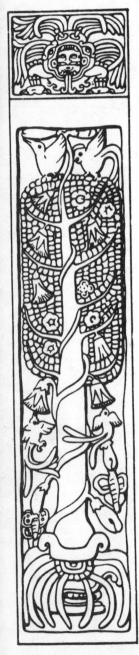

pero compuso dichas óperas, así como varias sinfonías de fama universal, cuando ya llevaba años de estar sifilítico. Hoffmann contrajo sífilis a los 32 años de edad, y once años después, exhibió signos de tabes. Sus óperas no tuvieron éxito, pero fue un prolífico autor de historietas, de naturaleza fantástica muchas de ellas. El nombre de Hoffmann no hubiera sido objeto de mayor atención de no haber sido por Offembach, que usó algunas de sus narraciones como argumentos para su ópera: "Los Cuentos de Hoffmann".

Entre los escritores afligidos con sífilis, hallamos los siguientes: Eugenio Sue. Su padre fué médico personal de Josefina, después mujer de Napoleón. El empezó practicando cirugía, luego pasó a pintar, pero al ser atacado de tabes, volvió a cambiar de ocupación y se hizo escritor. Sus novelas fueron escritas durante este periodo y murió a la edad de 53 años.

Guy de Maupassant tendría unos 27 años cuando adquirió sífilis. Al muy poco tiempo se manifestaron desórdenes cerebrales, especialmente en la visión. Durante estos diez años escribió seis novelas de primer orden, 215 novelitas, dos dramas, y dejó dos novelas sin terminar. Medio año antes de morir escribía a su madre: "Jamás antes en mi vida me ha sido

attacks of tabes, he once again changed his occupation and became a writer. His novels were written during this period. He died at the age of 53.

Guy de Maupassant was 27 when he acquired syphilis. In a short time cerebral disorders appeared and affected his vision. During these ten years, he wrote six novels of the first class, 215 novellas, two plays, and he left two novels unfinished. A half year before he died, he wrote to his mother, "Never in my life has it been so easy to create as it is now." He was 43 when he died.

Heinrich Heine, the great German poet, contracted syphilis at an early age, but his best poetry dates from the period when the disease obliged him to bury himself in what he called his "mattress tomb." He died when he was 57.

Baudelaire, the famous French poet, when he was 20, was sent on a trip to India by his guardina, and there he acquired syphilis. He was familiar with the writings of Edgar Allen Poe, whom he called "master of horror" and "prince of mystery." One of his poems "Flowers of Evil" caused him to be imprisoned for indecency. Later, when he could do no more, he adapted the vice of hashish and opium. He died when he was 46.

tan fácil crear como me lo es ahora". Tenía 43 años cuando murió.

Enrique Heine, el gran poeta alemán, contrajo sífilis a muy temprana edad, pero sus mejores poesías datan del periodo en que la enfermedad le obligó a sepultarse en lo que llamaba "colchón tumba". Murió cuando tenía 57 años.

Baudelaire, el insigne poeta francés, fue mandado de viaje a la India cuando tenía veinte años de edad por su guardián, y allí adquirió sífilis. Conoció los escritos de Edgar Allan Poe, a quien calificó el "Maestro de lo Horrible", y "Príncipe del Misterio". Uno de sus poemas, "Flores de Mal", hizo que lo prendiesen por "indecencia". Más tarde, cuando ya no pudo hacer más nada, se entregó al vicio del *hashish* y del opio, y murió a los 46 años de edad.

Murger, el novelista francés, murió de sífilis a la temprana edad de 39 años. Poco antes de morir escribió su mejor y más leída novela en Francia, *La Vida de Bohemia*, que más tarde sirvió al maestro Puccini de argumento para su ópera, "La Boheme".

Dos pintores bien conocidos forman otro grupo. Uno fue Van Gogh, flamenco, que contrajo sífilis de muy joven y

Murger, the French novelist, died of syphilis at the early age of 39. Shortly before dying, he wrote his best and most widely read novel in France, *Bohemian Life*, which later would be used by maestro Puccini as the plot of his opera, *La Boheme*. Two well-known painters form another group. One was Van Gogh, a Flemish painter who died at the age of 37. He became a painter at 27 without having used a brush before in his life. He spent the last years of his life in an asylum where he was taken when he had cut off an ear. The more the disease progressed, the greater was his capacity for work. The second painter, Gaugin, the founder of the modern school, suffered from syphilis and because of the desolation which this affliction caused him, he left for Tahiti, hoping to be cured in that climate. If his paintings are looked at in the order in which they were painted, the progressive effects of syphilis on his brain can be seen. Syphilis is undoubtedly responsible for the development of a new school of painting. We do not know at what age he died.[3]

We now pass to different individuals. There is Mirabeau, poet, politician, excellent orator and driving force behind the French Revolution. He contracted syphilis during the last

murió a los 37 años. Se hizo pintor a los 27, sin haber antes manejado una brocha en su vida. Pasó los últimos años de su existencia en un manicomio adonde lo llevaron cuando se hubo cercenado una oreja. Cuanto más le progresaba la enfermedad, mayor se le hacía la capacidad para el trabajo. El segundo, Gauguin, fundador de la escuela modernista, padecía de sífilis, y debido a los abatimientos que esta aflicción le causaba, se marchó a Tahití, esperando curarse bajo aquel clima. En sus cuadros observados consecutivamente, pueden leerse los progresos que en él hacía la sífilis afectándole el cerebro. Allí la sífilis es sin duda responsable del desarrollo de una nueva escuela de pintura. Ignoramos a qué edad murió.(3)

Pasando luego a individualidades variadas, tenemos a Mirabeau, poeta, político, insigne orador y promotor de la revolución francesa. Contrajo sífilis en los últimos años de su vida, durante los cuales escribió sus mejores producciones literarias. Tenía 42 años cuando murió.

Von Hutten, humanista, poeta y soldado, amigo y sostenedor de Lutero. El emperador Maximiliano I lo coronó como poeta, peleó contra príncipes y obispos en el Alto Rhin. Von Hutten se infectó de sífilis a la edad de 20 años y siguió pade-

years of his life, during which time he wrote his best literary productions. He was 42 when he died.

There is also von Hutten, humanist, poet, and soldier, friend and supporter of Luther. Emperor Maximilian I crowned him poet, he fought against princes and bishops near the upper Rhine. Von Hutten was infected with syphilis at the age of 20 and suffered from it for the rest of his life, the end of which came when he was 35. He was accustomed to saying when he spoke of himself, "I have suffered the punishment of a small sin committed in my youth."

Emil Behring, the famous bacteriologist and founder of the science of immunology, began as Koch's assistant. He acquired syphilist at an early age and founded the science of immunology when paralysis had begun to manifest itself. It was during this time that he received the Nobel Prize for medical studies. He was born in 1854 and died a few years ago.

Nietzsche, the German philosopher of the theory of a superman, who turned many heads upside down and ended up by being taken to an asylum, contracted syphilis at the age of 25. When he was 44, the symptoms of paralysis began to appear which stayed with him the twelve remaining years of his life.

ciendo todo el resto de su vida, que le llegó a la edad de 35 años. Solía decir, hablando de sí mismo: "He sufrido el castigo de un pecadillo propio de la juventud".

Emilio Behring, famoso bacteriólogo alemán y fundador de la ciencia de la inmunología, empezó como ayudante de Koch, adquirió sífilis a edad temprana y fundó la ciencia de inmunología cuando ya la parálisis había empezado a manifestársele. Por ese tiempo fue cuando recibió el Premio Nobel por estudios médicos. Nació en 1854 y falleció hace pocos años.

Nietzsche, el filósofo alemán de la teoría del "superhombre", que tantas cabezas ha trastornado en su país y acabó por llevarle a un manicomio, contrajo sífilis a la edad de veinticinco años. A la edad de 44 se le manifestaron síntomas de parálisis, que le acompañaron los 12 años restantes de su vida. Paralítico y todo siguió escribiendo desesperadamente, y cuanto más paralítico más original se hacía, y de ese periodo datan sus más grandes obras. Cinco años antes de morir decía: "Ya nada se me hace difícil. No importa lo que escriba, me sale como si estuviera jugando".

Paralytic, he continued writing desperately, and the more paralytic he was the more original he became, and his greatest works date from this period. Five years before his death, he would say "Nothing is difficult for me. No matter what I write, it comes from me as if I were at play."

[1] One of the most amply documented works on syphilis is this. It comes from the pen of Dr. Quevedo Baez, author of the monumental work, *History of Medicine and Surgery in Puerto Rico*. Making copious data, Manuel Quevedo Baez relates for us the injustice of the claim that the French malady comes from the Antilles. Let the reader consult the narration of Juan Gamalaro on the same subject.

[2] *Pharmaceutical Progress*, Vol. V, no. 58, 1939, Genius and syphilis.

[3] He also went mad and was committed to an insane asylum, where he died. Eugene Sue was the nom de plume of Marie Joseph Sue.

4 Eugene Henri Paul Gaugin was born in Paris in June 1848 an died on the M. Islands in May 1903.

(1) Uno de los trabajos más ampliamente documentados acerca de la sífilis es éste, debido a la brillante pluma del doctor Quevedo Báez, autor de monumental obra acerca de la *Historia de la Medicina y de la Cirugía en Puerto Rico*. Haciendo acopio de datos, Manuel Quevedo Báez nos relata la injusticia de pretender que el mal gálico proceda de las Antillas. Sírvase el lector leer el relato de Juan Gamalaro, sobre el mismo tema.

(2) Progreso Farmacéutico, Tomo V,   58, 1939, Genio y Sífilis.

(3) Eugenio Henri Paul Gauguin nació en París en junio de 1848 y murió en las Islas Marquesas en mayo de 1903.

XXXIV. MEDICINE FOR WOUND, BROKEN BONES, AND DISLO-CATED BONES

The fracture of the bones of the feet are cured with powder made from the root called *acocotli* and from the tuna plant. This powder should be placed on the fracture of the foot, which is wrapped and tied with a piece of cloth or linen. Then four sticks or tablets are placed around the fracture and tied together tightly with some cord so that the contaminated blood can come out. In addition, the veins which connect the big toe and the next are bled so that the wound will not get infested. The sticks or tablets must be kept tied for twenty days. After this time a bandage with *cotzotl* and powder from the maguey root with a little lime is placed. When the patient feels better, he may take baths.

Dislocations of hands and feet are cured by pressing the place with the hand. The foot or hand is then stretched so that the bone can return to its place. Roots called *cococpatli* are ground and mixed with coal and placed two, three, or four

FRAY BERNARDINO DE SAHAGUN

XXXIV. "DE LAS MEDICINAS PARA HERIDAS HUESOS QUEBRA-DOS Y DESCONCERTADOS".

Las quebraduras de los huesos de los pies curarse han con los polvos de la raíz que se llama *acocotli*, y la de la tuna que deberá ponerse en la quebradura del pie, y envolverse, y atarse con algún lienzo o paño, y después de puesto se han de poner cuatro palitos o tablillas a la redonda de la quebradura, y atarse han fuertemente con algún cordalejo, para que de esta manera salga la sangraza, y también se sangrará de las venas que vienen a juntarse entre el dedo pulgar del pie y el otro, porque no se pudra la herida; y los palillos o tablillas se han de tener atados por espacio de veinte días, y después de este tiempo se ha de echar una bilma de *acotzotl* con polvos de la raíz del maguey, con alguna poca de cal, y sintiendo alguna mejoría, podránse tomar algunos baños.

Las desconcertaduras de las manos o de los pies, se curan apretando con la mano el lugar donde están, y después estirándose el pie o mano para que el hueso vuelva a su lugar, y molerse

times. If the dislocation starts swelling and is inflamed, the delicated place should be bled. Sprains of the cords of the neck are to be treated delicately with the hand, and it is not a bad idea to drink very cold water prepared from herbs, which is called *coaxihuitl*, with which the blood is allowed to circulate lest it be frozen; the place where the vein was twisted is bled as well.

Head wounds are to be washed with warm urine, and a fleshly leaf of maguey is squeezed on the wound. The juice which is squeezed should be warm. Then on this a little more juice of the same roasted leaf being careful that it is not mixed the herb called *matlalxihuitl*. A little bit of coal and salt are placed on the wound. It is tied with a cloth so that it does not become numb. As a result, the wound acquires new flesh. This medicine is applied two or three times to warm-blooded people; it is applied only once to others. When a head wound is healing plaster is placed to finish the healing process.

Wounds caused by swords, daggers, or knives made of wood or iron are cured in the same manner.

Welts or marks caused by whips or sticks which swell up are cured by anointing them with *patli*, which is called *pozaaua-*

han las raíces que se llaman *cococpatli*, y mezclarse han con algún cisco y ponerse ha de esto dos, tres o cuatro veces; y si se fuere hinchando la desconcertadura y estuviere muy inflamada, sangrare ha en el mismo lugar. Las torceduras de las cuerdas del pescuezo tratarse han blandamente con la mano, y no será malo beber el agua de la yerba que es muy fría que se llama coaxihuitl, con la cual se esparce y no se congela la sangre que en aquel lugar se podría recoger, y sangrar el lugar donde se torció la vena de la misma cuerda.

Las descalabraduras de la cabeza se han de lavar con orines calientes, y exprimir una penca de maguey asada sobre la propia herida, y que el zumo que se sacare sea caliente; después sobre este tal se ha de echar otro poco del zumo de la misma penca asada, con tal que sea mezclada con la yerba llamada *matlalxihuitl*, y con un poco del cisco y sal puestos en la herida, atarse ha con un paño porque no se pasme, y con esto se encarna la herida; y para el que fuere muy caluroso, se le pondrá esta medicina postrera dos o tres veces, y al que no, una vez solamente, y cuando fuese enconstrándose la tal descalabradura se pondrá un parche para acabar de sanar.

Las heridas de estocadas, puñaladas o cuchilladas hechas con

lizpatli. This is done once. Then baths are taken and the water prepared from the root called *iztacpatli* mixed with chile is drunk or the water is drunk with white wine from the earth. With this the patient is cured.

When someone trips or falls and injures his chest, he drinks warm urine and three or four ground lizards thrown into the urine. At times a little coal is thrown in. Then the water of the roots and herbs named here is drunk. The vein of the heart is bled so that the patient does not get worse by drying up little by little and so that his stomach does not swell up and so that he does not spit out blood and so that he does not cough. In the case of coughing or spitting out blood, water of the root cocauipatli is drunk. It is well cooke and allowed to cool. It is drunk two or three times. In case there is not enough, the patient is purged or given a laxative or given some medicine.

palo o con hierro, curarse han de la misma manera que está dicho.

Los cardenales o señales con azote o vara, hinchándose se curarán untándose con el patli que se nombra pozaualizpatli, y esto una vez, y después tomará algunos baños y beberá el agua de la raíz que llaman *iztacpatli*, mezclada con chile, o beberá el agua con el vino blanco de la tierra; con esto quedará sano.

Cuando alguno tropezare, cayendo, y que se hace golpe en los pechos, beberá luego los orines calientes, con tres o cuatro lagartijas molidas, y echadas en los propios orines, y a vueltas también echará un poco de cisco y después beberá el agua de las raíces y yerbas aquí nombradas, siendo bien cocidas, y sangrarse ha de la vena del corazón, porque no se empeore y vaya el enfermo secándose poco a poco, o se le haga alguna hinchazón en la barriga, o escupa sangre, o ande tosiendo; y para esta tos, o el escupir sangre, beberse ha el agua de la raíz, cocauipatli, cociéndose muy bien y hase dejar entibiar, y así beberse ha dos o tres veces; y cuando esto no bastare, purgarse ha el enfermo, o echarle han alguna medicina.

The printing of this book has been finished
the 30 th of september, 1985
in the plant of Gómez Impresores, S.A. de C.V.
Hortensia 97, 09830 México, D.F.,
on "Saraya Cultural" paper of 90 grs.

Composed with California types 10:12
Lay-out by Edmundo Haquet Rojas.
Bound by Encuadernación Suari, S.A.
Golfo de California 32, 11410. México D.F.,
in an edition of 2,000 copies.

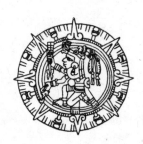

Esta obra se terminó de imprimir
el 30 de septiembre de 1985
en los talleres de Gómez Impresores, S.A. de C.V.
Hortensia 97, 09830 México, D.F.,
en papel "Saraya cultural" de 90 gramos.

En su composición se usaron tipos California 10:12
Formación a cargo de Edmundo Haquet Rojas.
Encuadernado por Encuadernación Suari, S.A.
Golfo de California 32, 11410. México, D.F.
Se imprimieron 2,000 ejemplares.-